实用三味方300首临证解析

毛德西 编著

人民卫生出版社
·北 京·

图书在版编目（CIP）数据

实用三味方300首临证解析 / 毛德西编著. -- 北京 : 人民卫生出版社, 2026. 1. -- ISBN 978-7-117-39209-9

Ⅰ. R289. 5

中国国家版本馆CIP数据核字第2026G42C28号

人卫智网	www.ipmph.com	医学教育、学术、考试、健康，购书智慧智能综合服务平台
人卫官网	www.pmph.com	人卫官方资讯发布平台

实用三味方300首临证解析

Shiyong Sanweifang 300 Shou Linzheng Jiexi

编　　著：毛德西

出版发行：人民卫生出版社（中继线 010-59780011）

地　　址：北京市朝阳区潘家园南里19号

邮　　编：100021

E - mail：pmph @ pmph.com

购书热线：010-59787592　010-59787584　010-65264830

印　　刷：北京汇林印务有限公司

经　　销：新华书店

开　　本：889 × 1194　1/32　　印张：7　插页：2

字　　数：151千字

版　　次：2026年1月第1版

印　　次：2026年2月第1次印刷

标准书号：ISBN 978-7-117-39209-9

定　　价：55.00元

打击盗版举报电话：010-59787491　E-mail：WQ @ pmph.com

质量问题联系电话：010-59787234　E-mail：zhiliang @ pmph.com

数字融合服务电话：4001118166　E-mail：zengzhi @ pmph.com

毛德西简介

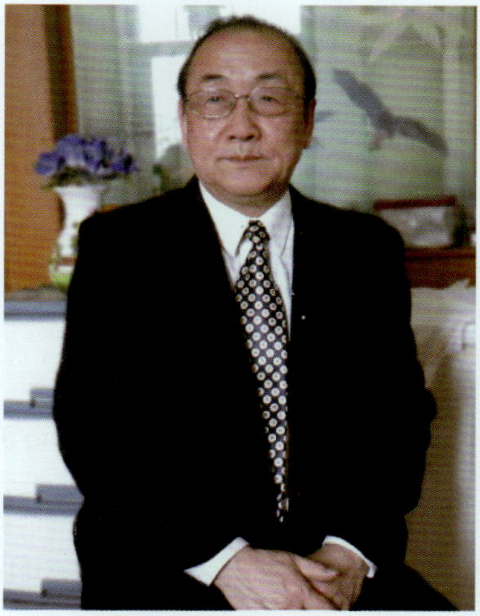

毛德西，男，河南巩义人。第三、第六批全国老中医药专家学术经验继承工作指导老师，首批全国名中医，河南省中医院主任医师、教授、研究生导师，国家名老中医工作室指导老师，全国首届百名中医科普专家，曾获中华中医药学会中医药科学普及金话筒奖、河南省中医事业终身成就奖等。

从事中医内科临床工作60余年，遵循医圣张仲景“勤求古训，博采众方……并平脉辨证”之旨，边临证，边学习，昼看病，夜读书，从未懈怠。擅长治疗心脑血管及消化系统疾病与疑难杂病。曾参与人民卫生出版社《中医症状鉴别诊断学》《中医证候鉴别诊断学》编写与审定稿工作，主编《毛德西临证经验集粹》《毛德西方药心悟》《毛德西用药十讲》《中国中成药优选》《河南省当代名医内科学术精华》《老中医话说灵丹妙药》《老中医话说中药养生》《365 天养生趣谈》等学术及养生著作，并整理出版《湖岳村叟医案》《瘟疫安怀集》《揣摩有得集》等近代医籍，发表学术论文 300 余篇。

前　言

《素问·至真要大论》有一段对话，是黄帝向岐伯咨询药物制方，岐伯曰："君一臣二，制之小也；君一臣三佐五，制之中也；君一臣三佐九，制之大也。"这是关于制方大小的最早论述。从药物组成上讲，三味方谓之小方（亦含一味方、二味方），九味方谓之中方，十三味方谓之大方。《黄帝内经》载方十三首，多数是一味药，最多四味药，还有二味、三味药的。

有人认为小方不起眼，不如大方威力大，作用显著，其实不然。在《伤寒论》一百一十三方中，有小方三十三首（包括一味方、二味方、三味方），占其比为34.2%，可谓经方中之精华。

小方之制，源于《黄帝内经》，而发挥于仲景。经方中的小方至今仍为医家所常用，如瓜蒌薤白白酒汤、麻黄细辛附子汤、芍药甘草附子汤、茯苓杏仁甘草汤、当归贝母苦参丸等，不但用于常见病，亦可用于疑难病。

三味方，以三为数。道生一，一生二，二生三，三生万物。《素问·至真要大论》云，"主病之谓君，佐君之谓臣，应臣之谓使"。三味方，有君药、臣药，有佐使药，方剂的基本框架已经形成，解决主要矛盾的药物已经具备，所以就可以应用于许多疾患了。

反观今日临床，小方见的少了；而不少是大方、贵重方，一帖方，药少则十几味，多则几十味；分两也比较大，一帖方达数百克者亦不少见。

程钟龄在《医学心悟》中，对医生用药指出几种过错："医家误，药不中，攻补寒温不对症……医家误，伐无过，药有专司切莫错……医家误，药不称，重病反轻轻反重……医家误，药过剂，疗寒未已热又至。"他诚恳地说，"劝君举笔须留意……可见医贵三折肱"。清代医家的告诫至今犹鸣在耳。

百姓喜欢小方，医者应重视小方、传承小方。为此，笔者在诊疗之余，着手编写了这本《实用三味方 300 首临证解析》，该书以经方为基础，吸取部分时方与名医验方，述其方义，列其经验，既可作临床不时之需，又可作学习、应用"三味方"的案头读物。

本书所选录的"三味方"，既有经方、时方，又有验方。所选方药以"实用、简便、易学、有效"为原则，共收载三味方 300 余首。"九折臂而成医兮，吾至今而知其信然"。方药的价值在于应用，希望这本书的出版，能为读者学用"三味方"提供一个捷径，从而进一步体会中医药简便廉验的特色。

毛德西

2025 年 6 月

目　录

第一章 内科

第一节 心系病证

一、心悸

1. 麻黄细辛附子汤

【方源】《伤寒论》。

【药物】麻黄二两(去节),细辛二两,附子一枚(炮,去皮)。

【参考用量】麻黄5～10g,细辛3～6g,炮附子5～10g。

【用法】先煮麻黄,去上沫,后入他药,去滓,温服。

【功效】温扶阳气,通络散寒。

【主治】①素体阳虚,脉沉缓不齐者;②素体阳虚,脉沉迟,久而不复者;③素体阳虚,阳痿不起者;④脾肾阳虚,腰膝冷痛者;⑤素体阳虚,暴盲、暴聋者。

【按语】麻黄细辛附子汤为温经散寒剂、辛温通络剂、通痹止痛剂。三味药均为辛温流动之品,既可外散风寒,又可温阳通络。余常用来治疗心律不齐、顽固性疼痛、麻木、震颤、抽搐等。方中麻黄达表,温散风寒;附子温里,扶阳通经;细辛辛散,温经通络。三味配伍,可温可散,可表可里,可上可下,可升可降，使里温而阳气不脱，表透而寒邪得散。对于阳虚寒凝引起的心律不齐，特别是心动过缓所见的心悸动，尤当首选。

麻黄细辛附子汤常用于治疗病态窦房结综合征、房室传导阻滞，冠状动脉痉挛、狭窄，以及下肢静脉曲张、糖尿病足、面神经炎、变应性鼻炎、荨麻疹、大病久寒等疾患。具有温通经脉、扶助心阳、改善循环、提高心率的作用。医界同仁认为，此方有“天然心脏起搏器”的作用。在用量方面，要从小剂量起步，逐渐加量，以防辛温过热伤阴，加适量滋阴药为好。麻黄要用生麻黄，取其辛温通络之力，经蜜炙后其温经通络的作用就减弱了。

【治验】病态窦房结综合征（《毛德西临证经验集粹》）：刘某，男，58 岁。患冠心病 8 年，经常胸闷、心悸，时有心率缓慢，且眩晕欲仆。此次入院心电图检查示病态窦房结综合征，心室率 40 次 /min。刻诊见患者胸憋闷时痛，气短，头晕时作，面色苍白，精神倦怠，畏寒，舌质淡而胖，苔薄白，脉沉迟。辨证为心阳不足，血脉郁滞。治宜温通心阳，活血行气，拟用麻黄细辛附子汤加味。方药：麻黄 6g，炮附子 5g，细辛 5g，当归 10g，炒川芎 6g，降香 10g，石菖蒲 10g，炙甘草 10g。在治疗过程中，细辛用量渐加至 10g。治疗 1 个月后，平均心率为 60 次 /min，自觉无明显不适。后嘱服生脉饮口服液，6 个月后随访，病未发作。

2. 三味枸杞子饮

【方源】《名医名方录》。

【药物】枸杞子 25g，炒酸枣仁 40g，五味子 15g。

【用法】用开水冲之，代茶饮。或水煎服，每日 1 剂。

【功效】强心补肾，安神定志。

【主治】心动过缓，脉结代，伴失眠。

【按语】此方为彭静山（1909—2003）经验方。彭老生前为辽宁中医药大学教授，临床经验丰富，用方简练有效。心动过缓，有良疾亦有恶疾，病源属心亦属肾。心动至数，与心肾有关。只有心肾相交，水火既济，心动至数才会正常。故此方用枸杞子滋肾益肝，酸枣仁补肝宁心，五味子滋补肾水。三味合用，心肾得益，水火平衡，阴生阳长，脉律复常。笔者曾用此方治疗5例心动过缓者，服用月余即可见到疗效。

3. 三参调律汤

【方源】《毛德西用药十讲》。

【药物】西洋参10g，三七参3g（粉剂冲服），苦参10g。

【用法】水煎服，或共研细末，冲服。

【功效】调整心律。

【主治】心律失常。

【按语】西洋参益气养阴，三七参活血通络，苦参乃调整心律之要药。或者说，西洋参为补剂，三七参为活剂，苦参为调剂，三味协力，主要用于心脏病心律失常，如心动过速、心动过缓、室性期前收缩等。孙思邈在治疗心脏病时，常加入苦参与茯苓二味，能调整心律。但在应用时，应注意用量和加减，苦参不宜超过10g，以免伤胃；心动过缓者，可加桂枝、附子等；心动过速者，可加丹参、赤芍、白芍等。近年来，笔者临床用此三味，病家反映良好，认为服用方便，疗效立见，所以能坚持服用。

4. 甘草泽泻汤

【方源】《中国中医秘方大全》。

【药物】生甘草30g，炙甘草30g，泽泻30g。

【用法】水煎服[1]。

【功效】益气生血，健脾利湿。

【主治】室性期前收缩。

【按语】此方以甘草为君，泽泻为臣。甘草甘平，主入心、肺、脾、胃，通行十二经。生甘草气味清和，以和中解毒为功；炙甘草气味甘温，以益气复脉见长。且益气可以生血，血脉足则涵养元气，元气足则血脉通畅。陶弘景《名医别录》云甘草“通经络，利气血”。在这里，甘草绝不是“和事佬”，而是君药。泽泻淡渗利湿，以利于清泻血脉中之浊毒。三味相合，补中寓泻，泻中寓补，补泻兼施，相得益彰。医者提示，等量重用，切勿减量。

若有兼症（烦躁有汗，自觉寒热无常，失眠者），先投桂枝加龙骨牡蛎汤再投本方。

5. 苦参双草汤

【方源】《中国中医秘方大全》。

【药物】苦参30g，炙甘草3～6g，益母草9～13g。

【功效】清心泻火。

【主治】心律不齐。

【按语】近年来用苦参治疗心律不齐报道较多，炙甘草益气复脉源于炙甘草汤，益母草活血化瘀利于改善血脉循环。方中苦参性味苦寒，且用量较大，对脾胃有一定伤害，故应用时要注意舌苔之厚薄、腻润等。此方适宜于舌苔较厚且腻、略黄者；若无苔者，不宜用。

① 注：此后凡未注明用法者，均为“水煎服”。

6. 化痰宁心汤

【方源】《中国中医秘方大全》。

【药物】半夏 18g，生姜 24g，茯苓 12g。

【功效】化痰降逆，宁心定悸。

【主治】病毒性心肌炎后期。

【按语】此方取半夏降逆，生姜化痰，茯苓渗湿。心脏无痰湿之扰，无湿浊之困，阳气得到发扬，心脉自然流畅。经应用，此方对冠状动脉供血不足有康复作用，且对心脏瓣膜损害的复原亦有相当满意效果。

二、胸痹心痛

1. 瓜蒌薤白白酒汤

【方源】《金匮要略》。

【药物】瓜蒌实一枚(捣)，薤白半斤，白酒七升。

【参考用量】瓜蒌实 24g，薤白 12g，白酒适量。

【功效】宣痹通阳，行气祛痰。

【主治】胸阳不振、痰气互结之胸痹心痛病。症见胸部闷痛，甚至胸痛彻背，喘息咳唾，短气，舌苔白腻，脉沉弦而紧。

【按语】瓜蒌薤白白酒汤是治疗胸痹心痛的主方之一。瓜蒌实苦寒滑润，开胸中痰结，为君药，清代王朴庄认为“瓜蒌能使人心气内洞”(即洞心：心中感觉空洞无阻碍)；薤白为臣药，辛温通阳，豁痰下气，有“助阳道”的作用(《本草纲目》)。原方白酒，用的是米制酒，即黄酒，其功能为通利血脉，以助药力。全方功效如《医宗金鉴》所说，“用辛以开胸痹，用温以行阳气”。瓜蒌与薤白具有扩张冠状动脉与外周血管，改善血液流变指标，增强机体耐缺氧能力等作用（邓鑫等《临床仲景方剂学》）。

笔者经过多年临床证实，该方对冠心病心绞痛、咳喘病、梅核气、胃脘痛、顽固性呃逆等疾病，均有明显的治疗效果，主要以胸部闷痛为其应用指征。

附：瓜蒌薤白半夏汤

由瓜蒌薤白白酒汤加半夏组成。所治病痛较瓜蒌薤白白酒汤严重，"胸痹不得卧，心痛彻背"，加一味苦辛温的半夏，以期解除停留于胸部的痰饮，使其胸阳布展，痹痛自除。

2. 桂枝生姜枳实汤

【方源】《金匮要略》。

【药物】桂枝、生姜各三两，枳实五枚。

【参考用量】桂枝 10g，生姜 10g，枳实 10～15g。

【功效】温阳化饮，下气消痞。

【主治】寒邪上逆心痛证。症见心中痞，心悬痛，或呕吐恶心，频频嗳气，心胃牵引作痛。

【按语】若寒邪夹饮影响心阳之布展，就会引起心下痞、心悬痛等不适。此时，当温阳化饮，取桂枝生姜枳实汤治之。方虽小，却含有温阳化饮、行气消痞之效。方中桂枝温心之阳，生姜温卫之阳，枳实行脾胃之气。从药物性能上讲，此方对心阳不振之心悬痛、饮邪上逆之心下痞，以及胃气不降之嗳气呕吐等疾，均有良效。主要用于慢性胃炎、心痛、心悸等。

【治验】吐水（《金匮要略今释》）：男性，患吐水数十日，羸瘦日加。其证每至黄昏，脐旁有水声，扬腾上迫，心下满痛，吐水数升，至初更必止。饮食如故。先生投桂枝生姜枳实汤，其夜水虽上行，然遂不吐。翌夜，诸症尽退，五六日而痊愈。

3. 人参三七琥珀散

【方源】《岳美中老中医治疗老年病的经验》。

【药物】人参、三七各2份，琥珀1份。

【用法】按比例用药，共研细末，口服，每次3g，每日3次。

【功效】益气，化瘀，安神。

【主治】心绞痛。

【按语】此方为岳美中创制，经陈可冀验证，对冠心病心绞痛患者有康复体力、增加运动耐量、缓解心绞痛、改善心电图异常的作用，且久服不减效。

岳美中说："人参、三七、琥珀末有益心气、通络脉之效，可每日服3次。偏重化瘀者，三七生用；偏重补虚者，三七芝麻油拌半干，炒如虎皮色用；气阴不足者，用西洋参；喘者，加蛤蚧尾，同研末服用。心肌梗死者，可用生脉散或生脉散加保元汤补气生津为主方。"

蒲辅周先生亦常用此方治疗冠心病。《蒲辅周医疗经验》言"老年人'心脉痹阻'心痛、心悸、胸闷，人参、三七、琥珀末，有益心气、通脉络之效，可每日服3次，每服2分（约1g）"。此方在河南省中医院作为传统制剂应用已有三十余年。应用指征以气虚血瘀型心绞痛为主，如见气短乏力，心前区闷痛，舌质紫暗，脉象带有紧弦象或结代象等。

4. 丹参饮

【方源】陈修园《时方歌括》。

【药物】丹参一两，檀香一钱，砂仁一钱。

【参考用量】丹参30g，檀香5g，砂仁5g。

【功效】理气活血。

【主治】气滞血瘀之心腹痛、胃脘痛。

【按语】丹参饮中之丹参，活血祛瘀而不伤正，为君药；砂仁与檀香均为芳香行气药，性温而不燥，同为臣药。三味配伍，行气与活血并行，刚性药与柔性药同用，具有很好的畅行气血之功效。故治疗心腹诸痛，每取良效。

现代常用于治疗心绞痛、冠心病所引起的胃脘痛、胃炎；亦用于肝炎、胆结石、消化性溃疡、痛经等属气滞血瘀证者。

当代医家应用丹参饮最为娴熟的是焦树德先生。他以丹参饮为主方，组成三合汤、四合汤，配伍清晰，疗效如期。三合汤为丹参饮、良附丸（高良姜、香附）、百合汤（百合、乌药）的组合，主治长期难以治愈的胃脘痛及各种胃肠道疾病，特别是虚实寒热夹杂并见之疾，包括胃癌所致之胃痛等。

其实，在《汤头歌诀续编》里，还藏着一个三合汤，那就是丹参饮、百合汤、金铃子散的三方组合，如书中所云，“丹参饮里用檀砂，心胃诸痛效验赊。百合汤中乌药佐，专除郁气不须夸。《圣惠》更有金铃子，酒下延胡均可嘉”。笔者在具体应用中，还常有五合汤、六合汤的组合，五合汤即焦树德先生的四合汤加金铃子散，主治肝胆病之郁结刺痛；若加瓜蒌薤白半夏汤，即为六合汤，主治冠心病及风湿性心脏病之胸痹心痛。

在焦老的书中还记录着他外祖父教他背诵的歌诀，“痛在心口窝，三合共四合”。余续之谓：若加金铃子，五合治肝胆；再加瓜蒌剂，六合胸痹参；临证辨证准，应用可加减。

5. 五灵止痛散

【方源】《邓铁涛用药心得十讲》。

【药物】五灵脂、蒲黄、冰片等量。

【用法】共研细末，用白开水送服或舌上含服。每次 0.3～0.6g。痛时服用。

【功效】活血止痛。

【主治】包括心绞痛在内的各种急性疼痛。

【按语】此方由失笑散合冰片组成。用量比例为 1∶1∶1 失笑散源自宋代《太平惠民和剂局方》。五灵脂、蒲黄活血化瘀，通利血脉，止痛效果明显。近人对失笑散进行了药理研究，证明它能够提高机体对减压缺氧的耐受力，降低心肌耗氧量，增加动脉灌注时间，防止或减缓动脉血栓形成，并对机体有明显的镇静止痛作用。失笑散中之五灵脂能够缓解平滑肌痉挛，蒲黄可缩短凝血时间。《本草纲目》言五灵脂"主气血诸痛"，凡腹痛、胸痛、疝痛、血痢痛、肠风痛、血痹刺痛等，均可治之；蒲黄"凉血活血，止心腹诸痛"。所加冰片，气味芳香走窜，有行气通络、辟秽开窍、清热止痛的作用，加入失笑散中，相辅相成，疗效更佳。

6. 小冠心 2 号

【方源】《毛德西用药十讲》。

【药物】丹参 30g，赤芍 15g，川芎 15g。

【用法】水煎服，或改为颗粒冲剂服用。

【功效】活血化瘀。

【主治】胸痹心痛之有瘀血证者。

【按语】此方取自冠心 2 号方（丹参 30g，赤芍、川芎、降香、红花各 15g），可谓其简化方。冠心 2 号方是 20 世纪 80 年代研制的，由著名中医岳美中、郭士魁、赵锡武等拟定。原方"活血而不破血，行气而不破气"，胸痹心痛之心胸闷痛、舌暗、脉行不利者最为适宜。据研究，川芎偏于活心脉，赤芍偏于通脑络，故用量各有偏重。研制者经动物实验和临床观察认为，冠心2号方中起主导作用的是川芎、赤芍与丹参。川芎香窜辛散，行血中之气而尤善止痛，其药理作用为扩张冠状动脉血管，增加冠状动脉血流量；而赤芍与丹参，可以改善微循环障碍，抑制血小板聚集。由此，笔者将这三味药组合为一个小方，取名为“小冠心2号”，用于汤剂中，既保留了原冠心2号方的功效，又节约了治疗的成本。

笔者治疗冠心病，对于瘀血证明显者，常以“小冠心2号”方作为主方使用。如果胸闷明显者，则加入降香、薤白各15g，借其辛香行气之力，实行除痹宽胸之效。

7. 红茶松散

【方源】《毛德西用药十讲》。

【药物】红景天15g，茶树根15g，甘松10g。

【用法】水煎服，或取颗粒冲剂冲服。

【功效】活血化瘀，温阳益气。

【主治】冠心病之缺氧缺血者。

【按语】这个方子是河南省中医院治疗心血管病常用的三味方。红景天为藏药，有“西藏人参”之称。现在不少老年人在服“诺迪康胶囊”，用来治疗心脑血管疾病，此药就是红景天制剂。红景天的药理作用为抗缺氧、抗疲劳、抗紫外线照射。茶树根的主要作用就是抗缺氧，其功效非常明显。甘松，“理风气而痛止”，传统多用以治疗胃脘痛，近几年用以治疗冠心病之心律失常。研究还发现，该药有中枢镇静、抗心律失常、解痉（对平滑肌）的作用。这三味药的新效应极大地拓宽了医生的思路，三味合用，活血化瘀，改善缺氧，调整心律，给病人带来了颇多福音。

8. 疏肝理气汤

【方源】《毛德西用药十讲》。

【药物】柴胡10g，生麦芽30g，佛手10g。

【功效】疏肝理气止痛。

【主治】因肝郁引起的心绞痛。

【按语】治疗心绞痛，不可忽视疏肝理气。不少冠心病患者每遇情绪障碍就发病，这实际是由肝气郁结所致。有的医生善于用柴胡疏肝散或血府逐瘀汤治疗冠心病心绞痛，即是佐证。柴胡疏肝，人人皆知；麦芽疏肝，知者较少。张锡纯、张文甫曾指出，生麦芽疏肝，炒麦芽健脾；且麦芽又有生发胃气之作用。有人或问，麦芽不是回乳药吗？怎么用来疏肝呢？回乳是用炒麦芽，如《医宗金鉴·妇科心法要诀》中所说，“无儿食乳乳欲断，炒麦芽汤频服宜”。这说明，回乳用的是炒麦芽，生麦芽则是疏肝理气的。佛手属柑橘类，和陈皮的气味大体一样，作用强度介于陈皮与青皮之间，但无青皮之燥烈，疏肝和胃、燥湿化痰作用比较和缓。药理研究认为，佛手有增加冠状动脉血流量、保护心肌，预防心律失常的作用，故取之。三味合用，于肝胃不舒之肝气郁滞型心绞痛、胃脘痛，以及乳腺增生、痰核内结等，均可选用。

9. 小宽胸汤

【方源】《毛德西用药十讲》。

【药物】高良姜6g，荜茇6g，川花椒3g。

【功效】芳香通络。

【主治】冠心病心绞痛。

【按语】此方取自治疗冠心病的宽胸丸，而宽胸丸来自古方“哭来笑去散”，由名老中医郭士魁研制，在20世纪80年代就已制成丸药，在中国中医研究院（现中国中医科学院）内部使用（宽胸丸由高良姜、荜茇、白檀香、细辛、延胡索、冰片等组成）。高良姜、荜茇为芳香辛温药，有温阳散寒之效；川花椒辛温通络，三味共奏芳香温通、散寒行气、通络止痛功效。要重视芳香温通药在心血管疾病治疗中的应用。有的时候，看似血瘀阻络证，用活血化瘀方药却无效，而改用芳香温通剂，却有意想不到的效果，宽胸丸就是这类药物。凡寒凝络脉所引起的心绞痛，如见心痛彻背，背痛彻心，手足青至节，四肢发凉，口唇青紫，遇寒加重或子时以后发作较频，服用此药尤为适宜。

10. 邓氏预防心病方

【方源】《邓铁涛用药心得十讲》。

【药物】人参10g，三七5g，陈皮[①]1g。

【用法】水煎服，亦可共研细末，每次1.5g，白开水送服。

【功效】益气活血，散瘀定痛。

【主治】冠心病心绞痛，预防心血管疾病。

【按语】此方为邓铁涛经验方。人参大补元气，生津止渴；三七活血散瘀，止血镇痛；陈皮健运脾胃。三味参合，一补一散一运，相互制约，相互为用。邓老认为，此方“益气活血，散瘀定痛，甚妙”。据药理研究，人参有强心作用，类似强心苷的作用，故在心力衰竭、休克时，可用本品。三七可以增加冠状动脉血流量，降低心肌耗氧量，减慢心率，降低血压，对药物诱发的心室纤颤及心律失常均有保护作用，可以治疗冠心病心绞痛；

---

① 注：原书陈皮为1g，但邓老书中陈皮用量多为3g，请医者在应用时适当调整用量。

陈皮有升高血压、兴奋心脏的作用。

邓老在应用此方时，素体气阴不足者用西洋参，气虚阴虚甚者则用红参，或红参、西洋参各半。三味配合顿服，对心血管疾病有较好的调治与预防作用。邓老本人有冠心病多年，以此方调养，效果甚好。

11. 郭士魁治疗心病三味方

【方源】《当代名医临证精华·冠心病专辑》。

【药物】

处方1：益气活血三味方

（1）红参三七血竭粉：红参、三七、血竭三味等量，粉剂混匀，每服1g，每日3次（用于气虚血瘀证心痛）。

（2）红参三七琥珀粉：红参1.5g，三七1.5g，琥珀粉1g，粉剂混匀，分2次服（用于气虚血瘀心痛兼有失眠者）。

（3）红参三七元胡粉：红参1.5g，三七1.5g，元胡（延胡索）3g，粉剂混匀，每服2g，每日3次（用于气虚血瘀心痛兼阳虚者）。

处方2：芳香温通三味方

丁桂香散：丁香1.5g，肉桂1g，檀香0.5g。共研细末，混匀，为1日量，分2次服（用于寒邪凝滞所致心痛者）。

【功效】益气活血，化瘀止痛，芳香温通。

【主治】冠心病所呈现的气虚血瘀证，或兼阳虚证，或兼心神不宁。

【按语】郭士魁是一位著名的心血管病专家。他用药简练、疗效显著。从以上所选用方药可以看出，郭老用药特点是药味少、剂量小。红参温阳益气，三七活血化瘀，血竭祛瘀生新，元胡化瘀止痛，琥珀镇静安神。几味药经过郭老的巧妙组合，就变成了三首“三味方”。笔者常将此方用于心肌梗死术后患者，可以长期服用，也可以作为急性发作时的急救药，每能取得预期效果。

12. 豨莶草煎

【方源】《中医杂志》2001 年第 4 期。

【药物】豨莶草 20g，葛根 20g，山楂 20g。

【用法】煎汤代茶饮。

【功效】宣痹通络。

【主治】冠心病。

【按语】此方为福建中医药大学张喜奎教授经验方。他在治疗风湿性关节炎的过程中，发现加入豨莶草后不但骨节疼痛得到缓解，心绞痛亦大减，胸闷疼痛逐渐消失。后改茶剂用于冠心病，依然有效。故特作验方观察，效果如期。

三、不寐

1. 栀子甘草豉汤

【方源】《伤寒论》。

【药物】栀子（擘）十四个，炙甘草二两，香豉（绵裹）四合。

【参考用量】栀子 10g，炙甘草 10g，淡豆豉 10g。

【用法】先煮栀子、甘草，煎取一半时，加入淡豆豉，再煮片刻，取汁，分 2 次饮之。

【功效】轻宣郁热，益气和中。

【主治】热扰胸膈兼气虚证。症见虚烦不得眠，心中懊憹，剧者反复颠倒，卧起不安，或少气，身热等。

【按语】栀子甘草豉汤，是栀子豉汤加炙甘草而成。由于中气虚而少气，故加炙甘草益气和中。栀子豉汤是比较常用的经方之一，原是用来治疗伤寒汗吐下后，余热未尽，出现虚烦不眠、胸中懊侬、舌苔黄、脉数等症。方中栀子苦寒，清热除烦；淡豆豉苦寒，其性轻浮，宣散郁热。二药配伍，清宣胸中郁热，为治疗虚烦懊侬之良方。笔者常用于治疗食管炎、胃窦炎、胆囊炎、病毒性疾病、失眠等病。此方很少单独使用，经常在治疗方药中加入用之。病人有一个特殊症状，口语为“心中闹哄不好受”，或说“胃里难受，说不清什么味”等；舌上常见薄薄的黄苔。用量不宜过多，亦不宜长期使用，以免苦寒伤及胃气。

附：（1）栀子生姜豉汤

由栀子豉汤加生姜而成。由于恶心呕吐比较突出，故加生姜止呕。

（2）枳实栀子豉汤

《伤寒论》此方由栀子豉汤加枳实而成，即枳实三枚（炙）、栀子十四枚（擘）、豉一升（绵裹）。参考用量：枳实 12g，栀子 10g，淡豆豉 10g。先煎枳实、栀子，后下淡豆豉。由于气滞胸腹，故在栀子豉汤的基础上加入枳实，以冀宽胸理气，这是经方的活用法，虽加一味，却是治疗大病后劳复的良方。

【治验】胃痛失眠案（《伤寒论汇要分析》）：郑某，胃脘疼痛，医治之，痛不减。反增大便秘结，胸中满闷不舒，懊烦欲呕，辗转难卧，食少神疲，历七八日。脉沉弦而滑，舌苔黄腻而浊。检其方多为桂、附、香砂之属。今病迁延多日，酿成“夹食致虚”，补之固不可，下之亦不宜。乃针对“心下懊烦”“欲呕”二症，投以栀子生姜豉汤：栀子 9g，生姜 9g，淡豆豉 15g，分温作二服，若一服吐，便止后服。服后并无吐，且觉胸舒痛减，随尽剂。翌日，病家来谢，称服药尽剂后，诸症均瘥。昨夜安然入睡，今晨大便已下，并能进食少许。

2. 二仁欢心汤

【方源】《毛德西用药十讲》。

【药物】酸枣仁 30g，柏子仁 15g，合欢皮 15g。

【功效】宁心安神。

【主治】心阴虚夹肝郁证失眠。症见时时心烦，夜卧不安，难以入眠，舌质偏于红赤，脉细数。

【按语】二仁欢心汤专为失眠、烦躁而设。心阴不足，肝气郁结，心阴失养则失眠，肝气不展则烦躁。有的病人想急于治愈，便要求用镇静药安神，吃了氟哌噻吨美利曲辛片（黛力新）、艾司唑仑（舒乐安定），几日没有效，这时才想到用中药治疗。中医认为，失眠首先要"安心""静心""淡泊"，这样用药才有效。用陆游的话说，"先睡心，后睡眼"。如果每日心烦意乱，安静不下来，吃什么药也很少见效。此方取酸枣仁养心阴，柏子仁养肝阴，合欢皮舒肝郁，取效要素是剂量。酸枣仁用量一般在 30g 以上，甚则 60g，只有"酸收"才能安神；若烦躁甚者，可加莲子心 5g、焦栀子 5g，以除心烦火郁。若大便溏薄者，可加生山楂 15g、乌梅 10g，以酸收固肠，亦有利于安神。

3. 琥珀合欢白芍汤

【方源】《名医名方录》。

【药物】琥珀（研末，冲服）0.6g，合欢花 9g，白芍 9g。

【功效】安神解郁，养血柔肝。

【主治】失眠，神经衰弱。

【按语】失眠既常见，又难治。每因思虑过度，引起肝郁，伤及心血，阳不入阴，神气不宁所致。故取琥珀镇静安神为主药；辅以合欢花解郁安神，入脾养阴，入心令五脏安和；再佐以白芍，养血柔肝，酸寒敛阴，利于安神。三味合用，组方严谨，疗效确切，尤以阴虚、血虚证失眠者为佳。

此方为成都中医学院（现成都中医药大学）教授凌一揆先生经验方。其方药加减为：肝虚有热与酸枣仁汤合用；热病后期，热邪未尽，阴液已伤，与黄连阿胶汤合用；心肾不足，阴虚阳亢之失眠，加生地黄、柏子仁等。

4. 合欢交藤饮

【方源】笔者经验方。

【药物】合欢皮 15g，合欢花 15g，夜交藤 30g。

【功效】解郁安神。

【主治】失眠。

【按语】失眠是非常令人感到苦恼的病症。笔者曾治疗许多失眠症，所用方药不外乎酸枣仁汤、黄连阿胶汤、百合知母汤、天王补心丹、黄连温胆汤、归脾汤、孔圣枕中丹，以及各种对药等，但其疗效或不如期。也用过朱砂、琥珀等镇静安神药。近年来酸枣仁价格猛涨，笔者想到合欢皮、合欢花、夜交藤三味药，价格便宜，亦为治疗失眠之常用药。经用后其疗效与酸枣仁汤不差上下。依此治疗数十例，均有疗效。合欢皮与合欢花为合欢树的皮与花，均有解郁安神的作用，药性不寒不热，不燥不腻，其皮偏于安神，其花偏于解郁，故而合用之，适宜于肝郁神不守舍的失眠者；夜交藤养心安神，对失眠多梦者可以起到缓解作用。三味配伍，亦能起到良好的解郁安眠功效。

5. 二参黄连汤

【方源】《中医杂志》1995 年第 11 期。

【药物】苦参 30g，黄连 8g，丹参 20g。

【功效】清火除烦，宁心安神。

【主治】顽固性失眠。

【按语】苦参清热燥湿，黄连清泻心火，丹参养血安神。三味均为寒性（或偏寒）药物，适宜于心火偏旺与肝经湿热显著的证候。正如本文治验所述，“每遇不顺心事就暴跳如雷”。由此可知，此方不可以用于血不养心所致失眠，更不可以用于“胃不和卧不安”者。

【治验】失眠（出处同方源）：王某，女，46 岁，教师，自云罹患顽固性失眠 5 年。平素性情急躁易怒，每遇不顺心事就暴跳如雷，随之哭泣不止，入夜难眠，多则仅睡 2 小时，投镇静安神药罔效。症见精神萎靡，夜不能眠，目睛红赤，纳谷不香，小便黄，大便秘，舌质红，苔微黄，脉弦数。证属恚怒伤肝，调达失常，久病气郁化火，心神被扰。投以二参黄连汤 1 剂后，患者欢喜若狂，自述夜能安卧 5 小时。药证合拍，继用上方 3 剂，至夜能安卧 8 小时。诸症悉减，竟获痊愈。

6. 肝胆两益汤

【方源】《辨证录》。

【药物】白芍一两，远志五钱，炒酸枣仁一两。

【参考用量】白芍 30g，远志 15g，炒酸枣仁 30g。

【功效】补益肝胆，安神宁心。

【主治】惊悸，不眠。

【按语】此方为陈士铎所创。方取白芍入肝，养肝之体，肝体得养，则母旺子安；佐以远志化湿和胃，酸枣仁入心安神。三味调心调肝调胆和胃，故能安神宁心。若舌苔厚腻者，不宜使用此方。因白芍、酸枣仁味酸收敛，不易化湿去垢，故慎用之。

第二节 脑系病证

一、头痛

1. 清震汤

【方源】《素问病机气宜保命集》。

【药物】升麻 10g，苍术 10g，荷叶 30g。

【功效】燥湿健脾，助胃升阳。

【主治】雷头风。症见头面有肿块，头如雷鸣，憎寒壮热，状如伤寒。

【按语】雷头风是一种风邪侵入头部三阳经而引起的疾病。临床症状为突发性头痛，并伴有头中雷鸣，故名雷头风。足三阳经皆会于头额，从额到脑后属太阳经，从额至鼻下属阳明经，从头角下耳中属少阳经。风邪触犯三阳经，三阳经不能循经而行，风动则鸣，所以极易发生“雷头风”之疾。治疗当助阳升清，除风降浊。方取升麻升举阳气，除风邪；苍术燥湿健脾，除湿邪；荷叶助胃气，降浊气。三味协力，重在燥湿健脾，助阳祛风。笔者在临床上，凡遇到“脑子嗡嗡响”的患者，首先考虑用清震汤治疗，如有新鲜荷叶更好。

【治验】胸闷头重（《现代著名老中医名著重刊丛书·范文甫专辑》）：孙君，胸闷头重，舌淡红，苔白腻，面上一团湿邪滞气，脉象濡弱，此湿陷也。升麻 9g，荷叶 1 张，茅术 30g。嘱煎药时，先于药罐内放水一碗，然后将全张荷叶叶面向上，叶蒂向下，塞入罐中，置二药于荷叶之下，内外加水煎之。二诊：症已大瘥，前方再服一帖。门人问曰：清震汤药仅三味，师常用之，何见效甚速？答：茅术健脾燥湿；升麻升阳辟邪；荷叶清香解郁消暑，李时珍谓其具有生发之气，并助脾胃。药仅三味，用治湿阻脾阳之证，效如桴鼓。

2. 却瘀导滞散

【方源】《毛德西用药十讲》。

【药物】茺蔚子 15g，怀牛膝 15g，川牛膝 10g。

【功效】却瘀导滞。

【主治】高血压头痛、头晕。

【按语】此三味主要用于高血压病。所谓“却瘀导滞”，是对茺蔚子药用机理的概括。这是中岳名医耿彝斋先生的经验。余曾跟随耿先生侍诊抄方，见他常用茺蔚子治疗高血压头痛，问其何故。他仅用四个字概括之：却瘀导滞。即将瘀滞于上部（尤以头部为主）的瘀血导引于下。却者，退也；导者，疏通也。却与导是动词，而瘀与滞是名词。却与导，就是可使经络通道循环无端，由此改善身体上下阴阳不平衡的状态，起到上病下治、清头明目、通窍活络的作用。怀牛膝与川牛膝功用基本相同，唯怀牛膝偏于补益肝肾，壮腰健骨；而川牛膝偏于祛风湿，通经活络，两味药的性能都是下行的，这样就利于血压的下降。与茺蔚子配伍，为上病下治、降逆息风之常用佳对。

3. 三生祛痛方

【方源】《蒲辅周医疗经验》。

【药物】生乌头、生南星、生白附子各等份。

【用法】共为细末，每次用 30～50g 药面，以葱白（连须）7 根，生姜 25g，切碎捣如泥，入药面和匀，用软布包好蒸热，包在痛处。每1～2日换药1次。

【功效】祛风止痛。

【主治】偏正风头痛，久治不愈者。

【按语】此方是中国中医科学院蒲辅周先生治疗偏正风头痛验方。偏正头风日久，痛势甚者，针灸服药多难获效；而蒲老拟此方，屡用屡效，痛可缓解。此方原名“三生饮”，出自《太平惠民和剂局方》，蒲老另辟蹊径，改内服为外敷，以治偏正风头痛，收效颇捷。方中“三生”不经炮制，药力迅猛，有较强的祛寒止痛作用；葱姜辛辣，温通经络，不仅有散寒之功，而且能助“三生”药效的发挥。热敷患处，药力直达病所，故能解除患者头痛之苦，获效于顷刻之间。屡用效捷，多一次痛止。

4.眉棱骨痛煎

【方源】《时方妙用》。

【药物】半夏六钱，生姜三片，沉香末五分。

【参考用量】半夏[①]18g，生姜10g(二味水煎)，沉香5g(调服)。

【功效】祛痰通络，温经和中。

【主治】眉棱骨疼痛。

【按语】此方主治眉棱骨痛。眉棱骨痛多为一侧胀重而痛，其病位固定不移，发作时常伴有恶心呕吐等症，此乃痰阻于络脉所致，病本在脾胃，病机在湿阻。清半夏味苦辛而性温，能走能散，能燥能运，善于化痰开郁，《医学启源》有半夏“治眉棱骨痛”之述。生姜祛痰通络，温散和中；沉香，温而不热，“引龙雷之火下藏肾宫”(陈士铎《本草新编》)，无邪干扰，其痛自止。

① 注：半夏需在医生指导下使用。

5. 朱氏偏头痛方

【方源】《中国当代名医秘验方精粹》。

【药物】炙全蝎 18g，双钩藤 18g，紫河车 18g。

【用法】共研细末，装入胶囊，每粒含药 0.3g，每次服 0.9g（3 粒），日服 3 次。

【功效】祛风通络止痛。

【主治】偏头痛。

【按语】此方为国医大师朱良春经验方。曾治疗多例，均获满意疗效。三味药中，既有祛风通络的全蝎、钩藤，又有滋补精血、填髓健脑的紫河车。其中，全蝎辛散力强，止痛效果明显，但用量不宜多，否则极易耗散真气。笔者常用小剂量全蝎颗粒剂治疗各种疼痛，每次 2～3g，日 2～3 次，效果立显。

6. 归芪羌活汤

【方源】《千家妙方》。

【药物】当归 24g，炙黄芪 24g，羌活（后下）15g。

【功效】益气养血止痛。

【主治】血管性头痛。

【按语】黄芪益气，当归养血，羌活除风。古人云“治风先治血，血行风自灭”，凡气血亏虚，久痛入络者，必先益气养血，气血充足，风邪自除。若单纯除风，不但风邪不除，且风药偏燥，还会有耗气伤血之弊。若呕吐，加半夏 6g；气滞血瘀，加川芎 10g；夹肝火，加钩藤 18g、白蒺藜 10g、黄芩 10g；阴虚火旺，加牡丹皮 10g、生地黄 15g；痰浊重，加法半夏 6g、竹茹 10g。

7. 三子祛痛汤

【方源】《张大昌医论医案集》。

【药物】牛蒡子(炒,捣)15g,蔓荆子12g,苍耳子(炒)12g。

【功效】祛风散寒,活血通络。

【主治】头痛,头晕,三叉神经痛。

【按语】三叉神经痛,属于中医“偏头痛”“面痛”“偏头风”等。临床以单侧头面疼痛、呈阵发性闪电样剧痛为特点,如刀割、针刺、火灼样,且伴有面部痉挛、流泪等。常因说话、咀嚼、刷牙、洗脸,面部随意运动,或遇风寒而诱发。所选三味药,均有祛风通络、平肝化瘀的作用。若配合针灸治疗,疗效更佳。其中蔓荆子是非常重要的一味药,清代程钟龄在《医学心悟》中载有两首半夏白术天麻汤,其中见于《头痛》篇的有蔓荆子,此方对头痛的治疗效果更好。蔓荆子是祛风止痛良药,前人认为它可以“通九窍”,为“止头痛圣药”。现代药理研究认为,蔓荆子有显著的镇痛作用,有一定降压作用。此药又可祛痰平喘,不可小觑。若有瘀血指征者,加川芎18g;肝火旺者,加龙胆草10g;肝风内动者,加天麻10g;面部抽搐者,加地龙10g。

二、眩晕

1. 二叶降压汤

【方源】《毛德西用药十讲》。

【药物】杜仲叶15g,霜桑叶30g,怀牛膝10g。

【功效】益肾,清肝,降逆。

【主治】高血压病及糖尿病,证属肾虚肝旺者。

【按语】据研究,杜仲叶、霜桑叶降压作用明显,且有降糖作用;其中杜仲叶含多种活性成分,能增加胰岛素分泌,降血糖、降三酰甘油(甘油三酯),预防骨质疏松和糖尿病引起的性功能障碍。而桑叶可以降血糖、降血脂、降血压，预防脑梗死和心肌梗死。此三味主要用于上实下虚之证。杜仲叶降压、镇静、镇惊功效突出，而怀牛膝补益肝肾，壮腰强筋，适宜于上有眩晕、耳鸣，下有腰膝酸软、站立不稳等。在具体应用时，还可以加上炒杜仲，杜仲叶的用量可以加到30g左右。

余治高血压病的首选药物就是二叶降压汤。对于轻度或中度高血压都有降压作用。即使重度高血压，与西药配合应用，要比单纯用西药降压效果好。

2. 桂甘茶方

【方源】《中国中医秘方大全》。

【药物】桂枝9g，桂心3g，甘草9g。

【用法】开水浸泡，代茶饮。

【功效】温经通脉。

【主治】低血压。

【按语】桂枝与桂心均有兴奋心阳、温通经脉的作用；且桂心还有温补命门之火的功能，配以甘草补气缓中，三味合用，对心阳不振之低血压，有良好疗效。笔者曾用此方配服金匮肾气丸治疗低血压数例，均有一定升压效果。

3. 三味升压汤

【方源】笔者经验方。

【药物】柴胡6g，升麻6g，枳实10g。

【功效】升阳稳压。

【主治】低血压者。

【按语】此三味为升发阳气之主药。升阳药以柴胡、升麻为代表，升举阳气，举陷中气；枳实为宽中下气之药，“宽中下气，枳壳缓而枳实速也”，有人问，既然是升阳法，为什么要用“下气”之枳实呢？由此笔者曾向张文甫老师提问。张师说：“只有浊气下降了，清气才能升举，如果浊气不除，正气何能恢复？”他还比喻说：“这正如小人坐在大堂上，如果不把小人拉下来，君子何能复位！”

4. 三叶汤

【方源】《国医大师张志远用药手记》。

【药物】银杏叶、山楂叶、杜仲叶各等量。

【功效】降“三高”。

【主治】“三高”，即高血压、高血脂、高血黏度。

【按语】此方为国医大师张志远经验方。银杏叶有降血脂与血黏度的作用，山楂叶可以降血脂、降血压，杜仲叶既可降血压，亦可降血糖。三味合力，具有改善“三高”的功效。笔者常在治疗方药中加入此三味药，患者在不知不觉中，“三高”就恢复到正常水平了。

5. 三治汤

【方源】《国医大师张志远用药手记》。

【药物】天麻10～30g，茯苓20～40g，半夏10～15g。

【功效】平肝息风，降逆化痰。

【主治】高血压肝风痰郁证。

【按语】三治汤为国医大师张志远经验方。实践证明，对高血压、癫痫、膜迷路积水、末梢神经炎及原因不明的眩晕、梅尼埃病等所出现的头痛、耳鸣、抽搐、麻木、目眩、阵发性似坐小船，皆可投用。若头眩严重，可将茯苓增至60g，再添白术15～20g、泽泻20～30g，临床疗效十分显著。

6. 三物降压汤

【方源】《张大昌医论医案集》。

【药物】葛根、白芍、夏枯草。

【参考用量】葛根 30g，白芍 15g，夏枯草 15～30g。

【功效】解郁疏肝，软化血管。

【主治】高血压病血脉不通者，症见颈部不适，有几几然苦楚状。有的病人就诊时说“我的脖子不舒服，好像落枕一样”，其实是高血压引起的颈部经络不通，必须认真对待。

【按语】此方为张大昌的经验方。原文述“葛根能解肌痉而通络，白芍治内痉而通利血脉，夏枯草软脉平肝”。若有脑部症状（头晕、头胀等），可加柴胡、荆芥穗；若阳亢神越，烦躁不安，可加龙骨、牡蛎。此三味药单独使用，亦有降压作用。如“愈风宁心片”就是葛根提取物所制药品，具有降血压、扩张动脉血管的作用。白芍与夏枯草都可以单独煎水服用，具有清火降压、软化血管的功效。

三、中风

1. 牵正散

【方源】《仁斋直指方论》。

【药物】白附子、僵蚕、全蝎各等份。

【用法】共研细末，每服 5g，日服 2 次，黄酒冲服为好。

【功效】祛风通络，破结化痰。

【主治】中风病口眼㖞斜，或杂病中的抽风、痉挛、麻木等。

【按语】此方为治疗中风口眼㖞斜的主方。所对应的病机是风痰阻络，经脉不利，正如《金匮要略》所云，“邪气反缓，正气即急，正气引邪，㖞僻不遂”。故其治疗应祛风痰，通经络，止痉挛。方中白附子辛温，祛风止痉，尤以治头面之风见长；全蝎、僵蚕均能祛风止痉，全蝎以通络见长，僵蚕化痰力宏，黄酒调服，借其辛温宣通血脉，以助药力直达病所。方中白附子与全蝎均有小毒，用量宜慎。

牵正散是治疗中风口眼㖞斜的常用方。但全蝎与僵蚕均为虫类药物，不宜煎煮。以研成细末或用颗粒冲剂为好。且不宜大剂量或长期服用，以免伤及元阴。

2. 黄芪赤风汤

【方源】《医林改错》。

【药物】黄芪二两，赤芍一钱，防风一钱。

【参考用量】黄芪 30～60g，赤芍 10g，防风 10g。

【功效】益气活血。

【主治】瘫腿。凡气虚血瘀之中风后遗症，症见肢体麻木、瘫痪不用等，均可选用。

【按语】王清任以善用黄芪而名噪医林。如补阳还五汤、黄芪赤风汤、黄芪甘草汤、黄芪防风汤、黄芪桃红汤等，均以黄芪为主药。其配伍，尤以黄芪配赤芍最为常用。他在方后云，“此方治诸病皆效者，能使周身之气通而不滞，血活而不瘀，气通血活，何患疾病不除”。此方具有益气、活血、除风的功效，治疗心脑血管疾病见有肢体麻木、酸困、行动不利者。此方外可通经活络，内可通脉开窍，且药性平和，不寒不燥，在用量上依证有所侧重，疗效就会提高。在一次全国心血管疾病会议上，提到国医大师邓铁涛老用黄芪的经验谓：小剂量是升阳，中等剂量是补气，大剂量是降压，超大剂量是复瘫（例如治疗重症肌无力等)。这个方子补气而活血,温经而散寒。每遇中风后遗症,特别是“偏瘫”,笔者首先想到的是“黄芪赤风汤”。应用时必加一味地龙,这样这个方就包含有补阳还五汤的功效。

3. 开窍醒神汤

【方源】《毛德西用药十讲》。

【药物】石菖蒲 15g,郁金 10g,炙远志 10g。

【用法】水煎服,或用颗粒冲剂。

【功效】醒脑开窍。

【主治】中风后遗症,症见语言謇涩、口中流涎等。

【按语】石菖蒲、郁金皆为开窍醒神药,唯石菖蒲性温,郁金性凉,前者开湿郁,后者开热郁;或者说,前者开心之郁,后者开肝之郁。其实二药都有开脑窍的作用,在《施今墨对药》中,就有这个药对。著名中医学家祝谌予治疗冠心病心绞痛的主方葛红汤,其主药就有石菖蒲与郁金。炙远志开心窍,祛心窍之痰,如痰阻心窍之神志恍惚、精神错乱、语言謇涩等,均为炙远志应用范畴。三味合力,具有开心、解郁、祛痰、醒神之作用,用于心脑血管疾病之神志不清,语言、思维迟钝者。这三味方,在古代还是增智益脑的常用配伍。

4. 通络开窍散

【方源】《毛德西用药十讲》。

【药物】地龙 10g,白僵蚕 10g,三七(粉剂)3g。

【用法】研末冲服,或用颗粒冲剂为好。

【功效】通络开窍醒脑。

【主治】中风后遗症。症见肢体麻木、痉挛、震颤,以及语言謇涩等。

【按语】研究表明，地龙有明显的抑制凝血酶－纤维蛋白原反应、抗血栓形成、平喘、降压、解热、镇静、抗惊厥、抗癌等作用。白僵蚕具有抗惊厥的作用，祛风、解痉、止痛为其主要功效；三七为化瘀开窍要药，具有抗心肌缺血、降血压、降低心率等作用。三味配伍，具有显著的通络开窍作用，主要用于脑动脉硬化、脑梗死者，如见头痛、头晕、思维迟钝、反应迟缓、肢体不利等，均可选用。

5. 双枝除痹汤

【方源】《毛德西用药十讲》。

【药物】豨莶草 30g，桑枝 15g，桂枝 10g。

【功效】疏通经络，祛风除痹。

【主治】中风后遗症之肢体不利。

【按语】此三味具有疏通经络、祛风除痹等作用。其中豨莶草为主药，原来这味药是用来祛风湿的，药性比较平和，安全系数高。从宋代开始很多治疗中风后遗症的方都选用豨莶草。这味药偏于寒性，有清热解毒与祛湿热的作用，用于高血压病所引起的肢体麻木、沉重、活动不利，以及风湿浸淫引起的关节痛。中医名宿任应秋先生善用豨莶草治疗中风，他拟有豨莶至阳汤和豨莶至阴汤，都是以豨莶草作为主药。此药若用于风湿痹证，以黄酒蒸制，药性就变得有点温和了。其他二味——桑枝、桂枝，为通络引经药，以冀增强药效。

6. 小天麻钩藤饮

【方源】《毛德西用药十讲》。

【药物】天麻 10g，双钩藤（后下）15～30g，石决明 30g。

【功效】清肝降压。

【主治】高血压病，症见头痛、头晕者。

【按语】此三味是天麻钩藤饮的君臣药物，主要作用为平肝息风、祛风通络，是治疗肝风上扰、络脉不通之首选药。天麻钩藤饮出自胡光慈《中医内科杂病证治新义》，在其“肝厥头痛(高血压头痛)”篇内，有一张胡氏自拟方，即天麻钩藤饮，原方治“高血压头痛，眩晕，失眠”。胡氏说此方为“平肝降压剂”。方以平肝祛风降逆之天麻、钩藤、石决明为主药。天麻以平肝息风为胜，钩藤则以息风止痉见长，石决明以平肝潜阳为功。三味以除肝阳上亢之头痛、眩晕、肢体麻木为特长。但在应用时，钩藤、石决明非量大难以取效。

7. 三白解语散

【方源】《毛德西用药十讲》。

【药物】白附子 6g，白芥子 10g，白僵蚕 10g。

【功效】祛风通络。

【主治】中风后遗症。症见语言謇涩，口有流涎，或见舌体㖞斜，舌苔薄白，脉象弦紧。

【按语】古代医家治疗中风之语言謇涩常取此三味，用以祛风邪、解痰郁、通络脉。如清代程钟龄《医学心悟》的神仙解语汤，就有白附子与白芥子。白附子祛风通络，白芥子祛痰通络，白僵蚕散结通络，且三味均可通达细络，不但可以缓解语言謇涩，还可以通络止痛，用于三叉神经痛、头风痛、牙痛等。此方应从小剂量开始，逐渐加量，以防过量伤气耗阴。

8. 涤栓散

【方源】《黄河医话》。

【药物】地龙 30g，蜈蚣 1 条，白芷 10g。

【用法】共研细末，每服 8g，日服 3 次；或用颗粒剂冲服。

【功效】镇惊息风，祛瘀通络。

【主治】中风偏瘫。

【按语】此方取虫类药较强的活血通络作用，又取白芷祛风通达细络的功效。三味配合治疗中风之偏瘫，力大效宏。王清任所拟的补阳还五汤中通经络的主药即是地龙。地龙性寒味咸，清热定惊，平肝息风，通经活络，平喘利尿。治疗中风病，张锡纯善于用黄芪、赤芍、地龙三味，在益气化瘀的基础上加用地龙，可使瘀闭的经络开通，又不使益气的黄芪温热化燥。白芷芳香温通，芳香还可以化湿气、醒脾气、开胃气，这样就使胃气得以恢复，更有利于肢体得到营养，加快康复。

【治验】中风偏瘫（出处同方源）：李某，男，25 岁。晚 7 时突感左侧肢体麻木无力，继而偏瘫，口眼㖞斜，语言謇涩。有高血压病史。神志清楚，患侧肌腱反射亢进，肌张力降低。舌质淡红有瘀点，苔薄白，脉象弦细。诊为中风（脑血栓形成）。当即给予涤栓散，每次 8g，每日 3 次。服用 3 日后，上下肢可屈伸抬动。住院 8 日后，肢体功能恢复正常，神经系统症状消失，随出院。5 个月后随访，情况良好，恢复工作。

第三节　肺系病证

一、感冒

1. 香薷散

【方源】《太平惠民和剂局方》。

【药物】香薷一斤，白扁豆（微炒）、厚朴各半斤。共为粗末，每服三钱。

【参考用量】香薷 15g，白扁豆、厚朴各 10g。水煎服。

【功效】祛暑解表，化湿和胃。

【主治】夏月乘凉纳饮，外感于寒，内伤于湿。症见恶寒发热，无汗头痛，头重身倦，胸闷泛呕，或腹痛泄泻。属于夏季胃肠型感冒的一种。

【按语】香薷散为夏季外受风寒、内伤生冷所致暑温感冒的常用药。香薷辛温芳香，能由肺经达于络脉；白扁豆芳香散湿，且保肺液；厚朴走肺至皮，兼理中气。为当今暑温感冒首选方。笔者对于小儿夏季感冒，若因饮食生冷而致者，常以香薷饮为基本方，若食冷饮者加干姜 3～5g，食瓜果者加神曲 5g，若因吹空调而致者加荆芥、防风各 5g。

附：新加香薷饮

吴鞠通在《温病条辨·上焦》之《暑温》篇设新加香薷饮，即香薷散加金银花、连翘，主治“手太阴暑温”。其所以加金银花、连翘者，意在“以连翘、银花，取其辛凉达肺经之表，纯从外走，不必走中也”。他称这种治法为“辛温复辛凉法”，用量为：香薷 6g，金银花 10g，鲜白扁豆花 10g，厚朴 6g，连翘 6g。水煎服。

2. 三拗汤

【方源】《太平惠民和剂局方》。

【药物】麻黄、杏仁、甘草各等份。

【用法】共为粗末，每取 15g，或加生姜 5 片，水煎服。

【功效】发散风寒。

【主治】风寒感冒。症见感受风寒，鼻塞声重，头痛目胀，四肢拘急，咳喘多痰，舌苔薄白，脉浮紧。

【按语】三拗汤是从麻黄汤变化而来，若把它称为"小麻黄汤"，则是因为它比麻黄汤少了一味桂枝。主治风寒感冒，或咳喘病感受风寒，或风寒咳嗽等，而以咳嗽、吐稀薄白痰为主症。显然是风寒郁闭于表，故用麻黄宣肺，杏仁降逆，甘草和中，风寒祛，肺气降，其病自愈。也加入生姜5片，水煎服，以衣被覆盖，取微汗可愈。

《古今图书集成医部全录》载有五拗汤，由三拗汤加荆芥穗、桔梗而成。功能与此方略同。主治感寒咳嗽，肺气喘急。

3. 神术散

【方源】《时病论》。

【药物】苍术，防风，甘草，加生姜、葱白适量。

【参考用量】苍术6g，防风6g，甘草3g，生姜、葱白适量。

【功效】散表寒，燥里湿。

【主治】外感风寒，内伤生冷。发热恶寒，身痛无汗。

【按语】神术散是治疗外感风寒，内伤生冷的名方。苍术芳香辟秽，燥湿驱寒，发汗解表，为君药；防风辛散风寒，护卫解表，为臣药；甘草甘缓和中，为佐使药。三味协力，共奏发散风寒、和解表里、温中和胃之功。此方主要功效在于苍术之芳香辛温，既可外散风寒，又可内健脾胃；借助防风之力，以驱除风寒之邪。应用时，必须问清是否有内伤生冷之因，若是单一感受风寒，而无内伤生冷之因，那就是三拗汤的适应证了。

4. 荆薄丸

【方源】《中国中医秘方大全》。

【药物】荆芥9g，薄荷9g，辛夷6g。

【用法】共研细末，放茶杯内，用沸水浸泡10分钟，代茶饮之。每剂可浸泡3～4次。

【功效】祛风解表，通窍利咽。

【主治】上呼吸道感染（风寒、风热型感冒）。适宜于感冒初期，对鼻塞、流清涕、头胀、头痛等症状疗效较好。

【按语】荆芥、薄荷、辛夷三味，均为解表祛风之品。荆芥偏于中性，风寒、风热感冒均可选用；辛夷祛风透窍，主要用于风邪外袭，鼻窍不通。三味合力，适宜于风寒与风热感冒证候不严重者。

5. 感冒三药

【方源】《国医大师张志远用药手记》。

【药物】葛根、黄芩、柴胡各15～25g。

【用法】水煎服，1剂分3次服用，5小时服用1次，连用3～5剂。

【功效】清热解表。

【主治】风热感冒，或风寒化热感冒。

【按语】此方为国医大师张志远家传经验方。应用多年，功效甚佳。若恶心呕吐，是葛根、柴胡升发现象，加半夏9g即止。应用此方的临床指征应以发热为主症，若从归经而言，葛根为阳明经药物，黄芩与柴胡为少阳经药物，均有清热功效，而葛根以清解阳明经风热见长。如此看来，此方适用于风热感冒，不适用于风寒感冒。

6. 馏水石膏饮

【方源】《医学衷中参西录》。

【药物】生石膏二两（轧细），甘草三钱，麻黄二钱。

【参考用量】生石膏60g，甘草10g，麻黄6g。

【用法】用水煎出1大碗，分6次服下。前3次，1小时服1

次；后3次，1.5小时服1次。病愈则停服，不必尽剂。

【功效】清肺解热。

【主治】风热感冒，或肺热型咳喘等。

【按语】此方为麻杏石甘汤减去杏仁。麻杏石甘汤主治肺热郁闭而出现的咳喘病，减去杏仁，说明肺气肃降之力无大碍，唯肺热作祟，致使咳嗽发作或气喘吁吁。用石膏清内热，取麻黄开启腠理，透其肌表；甘草和中，并缓解麻黄之峻烈。药仅三味，专散肺之肌表热。肺热消散，咳喘自解。

二、温热病

1. 青薄退热饮

【方源】《毛德西用药十讲》。

【药物】薄荷（后下）30g，青蒿15g，连翘30g。水煎服。

【功效】解热散结，消肿止痛。

【主治】温病初起，发热重恶寒轻，咽喉肿痛，扁桃体大，淋巴结肿大等。

【按语】此三味是治疗温热病常用的退热药。薄荷辛凉，退阴分热最良，它还有消食下气、消胀、除吐泻的作用，这是它不被人留意的地方，温病发热伴有不思饮食、腹胀，选用薄荷是最合适的；青蒿苦寒，入口苦味较重，但它有清凉芳香的气味，是治疗阴分伏热（夜热早凉）的首选药物；连翘是常用的清热解毒药，其特点是能散血中之“火疖子”，如果温热病伴有“火疖子”，如扁桃体肿大、淋巴结肿大、咽喉肿痛等，连翘是不可或缺的药物。此三味组合，对于温热病中有“火疖子”者，具有解热散结、消肿止痛的功效，较一般解热药退热快、散结快。

2. 元参升麻汤

【方源】《伤寒类证活人书》。

【药物】玄参 15g，升麻 10g，甘草 10g。

【功效】清热养阴，利咽。

【主治】热病口渴，咽喉肿痛，咳嗽痰少等。

【按语】玄参清热解毒，养阴消肿；升麻清热解毒；甘草利咽解毒。合而用之，能清热养阴利咽，是治疗温热病咽喉不利之有效方药。玄参可以用到 30g，升麻用量不可加大，以免浮阳上越，助长火势。

3. 新制橘皮竹茹汤

【方源】《温病条辨》。

【药物】橘皮 10g，柿蒂 10g，竹茹 15g。

【用法】水煎服，原方有姜汁少许，饮用时加入即可。

【功效】清热，和胃止呕。

【主治】因湿温引起的呃逆、干呕。

【按语】湿热壅遏阳明胃腑，使胃气不得和降而致哕，不宜用参补，而宜用柿蒂降逆；专取橘皮健脾祛湿，理气肃肺；竹茹专清胃腑之热，为胃热呕逆之要药。三味协力，对湿温病中胃热不退，呃逆连连，伴有口干烦渴者，乃必用之方。

北京名医步玉如善于用竹茹止呕。1980 年笔者在西苑医院进修时，曾两次聆听他的学术讲座。对于竹茹的应用他是这样讲的，“竹茹止呕，要配以生姜。凡是竹子上的药物，如竹茹、竹沥、竹叶，都是味苦性寒的，用得不恰当，会伤及胃气。若配以辛温之生姜，既可止呕，又可防止苦寒伤胃。”步老的经验笔者至今还在应用。

4. 三才汤

【方源】《温病条辨》。

【药物】人参三钱，天冬二钱，干生地五钱。

【参考用量】西洋参10g（或太子参15g），天冬6g，生地黄15g。

【功效】益气养阴。

【主治】暑热伤及气阴。症见暑热未尽，食不甘味，夜不安席，口干舌燥，脉象细数。

【按语】所以取名三才汤，因是方天、地、人三才具备，人参补人气，天冬补天气，生地黄补地气。既滋阴又益气，既适用于温热病后期的滋养，又可应用于气阴两虚证的杂病。凡临床中气阴亏而致诸脏之疾，均可取三才汤治之。吴鞠通在方后说，“欲复阴者，加麦冬、五味子；欲复阳者，加茯苓、炙甘草”。

5. 碧玉散

【方源】《黄帝素问宣明论方》。

【药物】滑石30g，甘草10g，青黛（冲服）5g。

【用法】前二味水煎取液，冲服青黛。

【功效】泻热除湿。

【主治】暑热病，兼目赤咽痛，小便不利，口舌生疮。

【按语】此方由六一散（滑石、甘草）加一味青黛而成。方用六一散通腑（膀胱），泻热祛湿；加青黛，泻肝火。凡于暑热季节，热毒上攻，目赤肿痛，小便黄赤，投用此方，导热下行。对暑热夹湿、身热心烦、口渴尿少、咽喉肿痛、口腔溃疡及小儿夏季热，方简而立效。

6. 辛凉三味方

【方源】《医学衷中参西录》。

【药物】薄荷叶三钱，连翘三钱，葱白三寸。加水，煎汤七八沸，温服，周身得汗可解。

【参考用量】薄荷叶 10g，连翘 10g，葱白 9g。

【功效】辛凉解热。

【主治】感冒初期，微恶风寒，身微热，懒于动作，舌似无苔，脉微浮。

【按语】此方为张锡纯经验方。薄荷辛凉芬芳，最善透窍，内而脏腑，外而皮毛，凡有风邪匿藏，皆能透之外出，唯其性凉，故于感受风温者最宜。连翘为轻清宣散之品，发汗之力不及薄荷，但与薄荷同用能使薄荷发汗之力悠长。葱白微辣微苦，具有发表之性，可助发表之药调和营卫。三味合用，适于风温感冒初期。

笔者对张锡纯清解温热病用药非常认可，如薄荷、连翘、滑石、紫苏叶等。薄荷与连翘配伍，退热作用尤为显著。

7. 二黄汤

【方源】《医学正传》。

【药物】黄芩（酒炒）、黄连（酒炒）、甘草各二两。若邪未退，再加鼠黏子、酒蒸大黄煎，入芒硝，亦细细频与服之，微利为度。肿减后，去后三味，只服前药。引经药为：阳明渴，加石膏；少阳渴，加瓜蒌根；阳明行经，加升麻、葛根、芍药、甘草；太阳行经，加羌活、荆芥、防风，或云头痛，加酒芩；口干，加干葛；身痛，加羌活、桂枝、防风、芍药。

【参考用量】三药各 10g。

【功效】清热解毒。

【主治】大头瘟疫。

【按语】此方系由《伤寒论》泻心汤加减而成。《医宗金鉴》云

“三黄汤（即泻心汤）用黄芩泻上焦火，黄连泻中焦火，大黄泻下焦火。若夫上焦实火，则以此汤之大黄易甘草，名二黄汤。使芩、连之性，缓缓而下，留连膈上”，《医方考》释其方义为“头大者，炎上作火之象也，故用芩、连之苦以泻之，甘草之甘以缓之”。此方仅三味药，与普济消毒饮相比，实为治疗大头瘟之简、便、廉、验之良方。

8. 普济丹

【方源】《串雅全书》。

【药物】制大黄、生大黄各一两五钱，僵蚕三钱。

【参考用量】制大黄、生大黄各45g，僵蚕10g。

【用法】用生姜汁捣糊为丸，重2.7g、2.1g、1.5g，凡三等。遇瘟疫时症，依病情轻重而取量服之。

【功效】清热解毒，辟秽祛浊。

【主治】瘟疫戾气，恶寒发热，昏迷，头痛。还可治疗湿热痢、疫毒痢、腹胀欲吐，或误中山岚瘴气、虫毒等。

【按语】此方符合简、验、廉特点，又有普济百姓之意，故取名普济丹。瘟疫病中，有热性瘟疫，有寒性瘟疫，还有湿性瘟疫。此方为热性瘟疫而设，故取寒凉性药物。此方为升降散之半。大黄解热毒，僵蚕除风毒，生姜汁解湿毒。方虽三味，但许多古代抗疫剂中皆用之。无根井花水，取地之寒性，又无污染，以利解除血分中之热毒。

9. 救苦丹

【方源】《回生捷要》。

【药物】酒蒸大黄二两，猪牙皂（去皮，火焙）一两，火麻仁五钱。

【参考用量】酒蒸大黄60g，大皂角30g，火麻仁15g。

【用法】共为细末，米糊为丸，每服 3g，日 3 次。用绿豆汤送服。

【功效】清热通便复阴。

【主治】疫证向愈，余热未清，大便燥结，烦渴而饮。

【按语】疫证之后，胃热较甚，伤阴次之。酒大黄，缓泻疫毒；麻仁，缓泻，又滋脾阴；大皂角，缓泻。三味合用，意在泻下胃中热邪，且药性缓和，不致腹泻。适宜于瘟疫大便不畅者。

三、咳嗽

1. 三子养亲汤

【方源】《韩氏医通》。

【药物】紫苏子、莱菔子、白芥子各一钱五分。

【参考用量】三药各 5g。

【用法】击碎，水煎温服。

【功效】降气豁痰，消胀定喘。

【主治】咳嗽痰盛，喘满腹胀，苔腻微黄，脉滑大，体质壮实者。

【按语】老年之疾，一多痰，二食滞，三便难。此方适宜于老人中虚，痰壅气滞者。紫苏子辛温芳香，善于润肺下气，定喘止咳，并有润肠通便之功；莱菔子消食导滞，降气祛痰；白芥子辛温燥烈，善于温化寒痰，利气散结。三味合用，降气豁痰，止咳平喘，消食顺气，功效颇佳。三子皆油滑而通便调气，皆系寻常食物，性味平和，有病可治，无病可防。若加柏子仁，可以宁神，杏仁利痰，老人常服，获益匪浅。

三子养亲汤多用来治疗老年痰喘咳嗽。赵绍琴先生对此方应用灵活，值得借鉴。若是中年以上的慢性咳喘，痰多气逆者，则加用牛蒡子、葶苈子、冬瓜子等；若见胸痹心痛，憋闷气促，舌苔垢腻者，则加旋覆花、青葱管等；若胃脘痞满，口黏纳呆，痰湿阻滞中焦者，则加焦三仙等；若是痰湿着痹，则加海桐皮、姜黄等；若有无名肿块，水肿不消者，则加海浮石、川贝母（研粉吞服）；若是痰湿阻络，引起偏瘫者，则加桑枝、秦艽、天麻、路路通等；若是风痰阻络之偏正头痛，则加川芎、藁本、白芷等。

2. 琼玉膏

【方源】《洪氏集验方》。

【药物】人参、茯苓、生地黄。

【用法】先将生地黄熬汁，去渣，入蜜5000g，炼稠，再将参、苓为末和入，制成膏剂。白开水化服。每服6～9g，早、晚各1次。

【功效】滋阴润肺，金水相生。

【主治】肺阴亏损，干咳无痰。

【按语】琼玉膏是滋阴润肺之名方。方以生地黄滋肾增水，白蜜润肺，使金水相生而燥咳自止；用人参培土生金，取虚则补其母义；茯苓益气渗湿，可使金令下行，不流滞浊痰。若肺阴虚甚，可加百合、沙参、玉竹；咳嗽有痰，可加桔梗、贝母、瓜蒌皮。现代药理研究证实，方中药物均有滋补强壮和延年益寿的功能，对老年人的免疫功能有显著的调节作用。

3. 三生丸

【方源】《儒门事亲》。

【药物】核桃仁一两，生姜（去皮，切细）一两，杏仁一两。

【参考用量】核桃仁、生姜、杏仁各30g。

【用法】共捣为泥，可作丸十三四粒，临卧嚼烂一粒服下。

【功效】润肺止咳。

【主治】慢性咳嗽。

【按语】此方为张子和的经验方。所用三味药均为可食之物，亦可作养生方服用。核桃仁甘润性温，为滋阴润燥、补肾润肺之常用食品。杏仁为“肺果”，既有止咳祛痰之功，又有消谷化食之效。生姜祛风止咳，健胃和中。三味合用，对于慢性咳嗽兼有饮食不化者，颇为适宜。

4. 竹茹饮

【方源】《毛德西用药十讲》。

【药物】竹茹 10g，黄芩 10g，栀子 10g。

【功效】清热泻火。

【主治】肺热咳嗽，胃热呃逆，膀胱热淋。

【按语】竹茹饮是笔者的临床经验方。竹茹清凉，可以清胃热，降逆气；黄芩为苦寒药，可以清肺热，止咳嗽；栀子亦为苦寒药，可以凉心肾，止鼻衄。三味合力，对于温热病三焦余热不清者，有清肺、胃、膀胱之热的功效。如肺热甚，咳嗽咽燥者，以黄芩为主药，用量可以加到 20g；胃热甚，呃逆频频者，以竹茹为主药，用量可以加到 30g；膀胱热甚，溲赤而疼者，栀子可以改用栀子炭，并加桉树叶治之。

5. 三苏饮

【方源】《毛德西用药十讲》。

【药物】紫苏叶、紫苏梗、紫苏子各 10g。

【功效】肃肺降逆，止咳利咽。

【主治】慢性支气管炎、慢性咽炎，症见不时咳嗽，气呛，咽喉不利，如有物堵塞，咳有少量白色稀痰。

【按语】在古代医书上可以看到“全紫苏”一味，实际就是紫苏叶、紫苏梗、紫苏子三味的简写。三药是调理气机升降出入的要药。主要用于风寒外袭之咳嗽，或内伤痰饮之咽炎及脾胃湿阻等疾患。紫苏叶外散风寒，内散脾湿，还有和胃止呕的作用。紫苏梗宽胸降气，顺气安胎，凡痰气梗阻于咽、食管、胃者，必用之；紫苏子专于降气肃肺，且有芳香消食的功效。三味合用，主要作用为肃肺降逆，和胃消食。就咳嗽病而言，“肺最重，胃非轻”，既肃肺，又和胃（脾），既治标又治本，可谓治疗咳嗽之捷径。

四、哮喘

1. 防喘汤

【方源】《千家妙方》。

【药物】冬虫夏草 10g，黄芪 12g，大枣 10 枚。

【用法】取不落水猪肺 1 个，与诸药清水炖烂，饮其汤，食其肺，每于哮喘有发作先兆时用。

【功效】补益肺肾，纳气平喘。

【主治】预防支气管哮喘发作。

【按语】过敏性哮喘与肺肾气虚有关。肺虚则不受风寒，肾虚则元气失纳。故每遇风寒则肺气不固，风寒直入引发气管痉挛而发哮喘；房劳过度则肾气顿虚，致使气不归元而发哮喘。黄芪甘温益气，补益肺肾，是提高机体免疫能力之佳品。冬虫夏草为中药三大补品（人参、鹿茸、冬虫夏草）之一，具有补肺益肾、秘精益气的功效。研究表明，冬虫夏草具有调节免疫的功能，主要用于慢性支气管炎、过敏性哮喘、高脂血症、心血管病、脑血管病、性功能衰退等。加用大枣，甘温补脾，具有培土生金之效。

【治验】支气管哮喘(出处同方源):王某,女,45岁,干部。患支气管哮喘已10多年,每因气候骤变或感冒则发作。经多方治疗,未见效果。曾注射人血丙种球蛋白6次,预防感冒及哮喘发作,均未奏效。诊时患者语言声低,疲乏无力,平时汗多,纳食、二便尚可,脉细弱,舌淡,苔薄。证系肺气虚弱,卫外不固。嘱用"防喘汤",以保肺气,在气候变化、有感冒或哮喘发作先兆时用之。平时可常服六君子丸(汤)之类药物。如此6个月,未见哮喘发作。

2. 参蛤三七散

【方源】《岳美中医话集》。

【药物】人参100g,蛤蚧(去头足,焙黄)2对,三七粉10g。

【用法】上药共研细末。口服,每次3g,每日3次,温开水送服,1个月为一疗程。

【功效】补益肺肾,纳气平喘。

【主治】顽固性支气管哮喘缓解期。

【按语】此方为岳美中先生经验方。方中人参大补元气;蛤蚧补肺益气,纳气平喘;三七化瘀通络。药虽三味,而能使肺气降、肾气纳、瘀痰消、咳喘平,用作顽固性支气管哮喘缓解期的治疗很为适宜。

3. 三味都气汤

【方源】《孙朝宗临证试效方》。

【药物】九蒸大熟地黄60g,细辛5g,五味子(打碎)6g。

【用法】上3味,以水4杯,文火煮取1杯,药渣再煮,取汁1杯,2杯药汁合起再煎,浓缩为1.5杯。日1剂,分2次,早、晚温服。

【功效】补肾平喘。

【主治】老年哮喘；或大病瘥后，或产后，肺肾两虚，气息不续者。

【按语】此方为全国著名老中医孙朝宗老先生家传经验方。老年精气不足、肾气已衰，而患哮喘、支气管炎者多矣，总责之于肺肾衰弱。方以大熟地黄为君，此药不但可以补血滋阴，而且可以填精益肾，以壮天一之本。细辛温肺散寒，且可达下焦以温肾，引肾气上达于肺。五味子除补元气之外，且可收耗散之气，收敛肺气，使气下达于肾，更滋肾阴。二药一散一收，与肺主出气、肾主纳气，一开一合之机同。三药合用，肺肾同气，开合自如，用之而其喘不平者，未之有也。

【治验】肾虚哮喘(出处同方源)：张某，男，70岁，1964年11月2日初诊。患者患哮喘病已七八年之久，劳累、受凉均诱发宿疾。一日劳累后，翌日感上气不接下气，喘急则出虚汗，心中悸惕不安，迄今已6日，病不已，转来门诊，脉虚数无力，舌质淡红，舌苔薄白少津。拟三味都气汤调之。大熟地黄30g，五味子(打细)10g，辽细辛3g。以水3杯，文火煎取1杯，药渣再煮，取汁0.5杯，今晚明晨，分温服之。服用3剂，哮喘平复大半；继服4剂，哮喘平复，心悸安，只觉胃口有点滞满，脉来冲和，拟小半夏汤善其后。

4. 三子宁咳汤

【方源】《毛德西用药十讲》。

【药物】葶苈子10g，紫苏子10g，白芥子6～10g。

【功效】肃肺止咳。

【主治】慢性支气管炎、慢性阻塞性肺疾病及慢性心衰等，症见咳嗽、哮喘等。

【按语】三子宁咳汤来源于葶苈大枣泻肺汤和三子养亲汤。三子养亲汤大家比较熟悉，由紫苏子、白芥子、莱菔子组成，紫苏子降气消痰，白芥子降痰豁痰，莱菔子消食化痰。老人服用后，咳喘消退，饮食增进，方由三个种子药物组成，如同三个儿子孝顺长辈，所以叫三子养亲汤。将三子养亲汤中的莱菔子易为葶苈子，即是三子宁咳汤。葶苈子为泻肺、止咳、平喘之要药，研究认为，该药有强心、利尿、抗感染的功效，有学者称此药有广谱抗菌作用。三味配伍，其肃肺、利气、豁痰、止咳、平喘作用显著，适宜于慢性心衰、慢性阻塞性肺疾病及慢性支气管炎的治疗。当然，若有饮食不消，加上莱菔子，为四子养亲汤，也是一首治疗老年病的良方。

5. 胎盘贝龙粉

【方源】《毛德西用药十讲》。

【药物】紫河车（胎盘）30g，川贝母 10g，地龙 15g。

【用法】共研细末，每取 3g，温开水冲服，日 3 次。

【功效】补肾，化痰，平喘。

【主治】过敏性哮喘。痰热者，用浙贝母；痰湿者，用川贝母。痰盛者，可与鲜竹沥液同时服用。但有对地龙过敏者，请注意观察。

【按语】紫河车大补精血，固护元气；贝母化痰散结，地龙止咳平喘。三味协力，共奏补肾纳气、化痰平喘之效。此方为三十年前的经验方，沿用至今。今录于此，供同仁参考。

6. 皱肺丸

【方源】《中国百年百名中医临床家丛书·朱良春》。

【药物】五灵脂二两，柏子仁半两，胡桃仁八枚。

【参考用量】五灵脂 60g，柏子仁 15g，胡桃仁 16g。

【用法】共研为膏，加水为丸，如小豆大，甘草汤下，每服 15 粒，日 2 次。

【功效】活瘀，化痰，润肺，纳肾。

【主治】肺气肿。

【按语】皱肺者，指能使失其收缩扩张功能的肺叶恢复常态者，为之皱肺。皱肺丸在古代医籍中多有记载，如《是斋百一选方》《圣济总录》《世医得效方》《普济方》等。治疗久咳、喘咳、痰红等。《普济方》之皱肺丸，明确指出其指征为“咳嗽肺胀，动则短气”，与肺气肿之症状颇为符合。

五灵脂是一味活血化瘀药，它主要作用在胸腹部，可以化解心肺之瘀血；柏子仁宁心润肺，还可润肠通便，减轻肺部之郁积；胡桃仁补肾纳气，亦可润肠祛积。三味协力，共奏消郁积、润心肺、祛痰湿之功效，用于肺部之久疾，缓缓收效。

7. 三桑汤

【方源】《当代名医临证精华·哮喘专辑》。

【药物】桑白皮 12g，桑椹子 12g，桑寄生 12g。

【功效】清泻肺热，平补肝肾。

【主治】哮喘缓解期。

【按语】此方为著名肺病专家邵长荣的经验方。方以桑白皮清泻肺热，辅以平补肝肾的桑椹子与桑寄生，补中有泻，寓泻于补，具有攻补兼施之效。适用于肺气肿，稍有舌紫，肺气不宣与肾不纳气的哮喘缓解期患者。

8. 三参汤

【方源】《当代名医临证精华·哮喘专辑》。

【药物】太子参 15g，沙参 12g，玄参 12g。

【功效】益气养阴，清热润肺。

【主治】哮喘静止期。

【按语】此方为著名肺病专家邵长荣的经验方。太子参为益气养阴之品，而沙参滋阴润肺，兼有止咳平喘作用；玄参清热滋阴，偏于补肾。三味合力，适宜于哮喘静止期，舌质绛红之气阴两虚者。

五、痰饮

1. 茯苓杏仁甘草汤

【方源】《金匮要略》。

【药物】茯苓三两，杏仁五十个，甘草一两。

【参考用量】茯苓 15g，杏仁 10g，甘草 5g。

【功效】宣肺化饮。

【主治】胸痹，属痰饮内阻证者。症见胸中气塞，短气，咳逆，吐涎沫，小便不利，舌苔白腻，舌质淡，脉沉滑。

【按语】茯苓杏仁甘草汤常用于痰饮不化之胸痹心痛轻证。主治“胸中气塞，短气”。茯苓健脾渗湿，杏仁宣肺降气，甘草补中缓急，三味合用，一渗湿，一宣肺，一缓急，功在利肺气，去水饮。此方对于湿浊痹阻心脉、肺失宣降、浊气上蒙所呈现的胸痹、短气、咳喘、眩晕等，颇为适宜，但要注意掌握舌象特点，即以白滑腻苔为是。中国中医研究院（现中国中医科学院）赵锡武积几十年临床经验，谓“若症见胸中气塞，动则气短心悸，病兼在肺而无胃肠症状者，则应改用茯苓杏仁甘草汤”（《赵锡武医疗经验》）。近年来，医者常将此方用于治疗慢性支气管炎、肺气肿、支气管哮喘、支气管扩张等疾患，每有如期效果。

大约是20世纪90年代中叶，有一位病人拿了一张处方要笔者看看，意思是问一问这张处方治不治他的病。笔者拿来一看，仅三味药，即《金匮要略》茯苓杏仁甘草汤，处方签名是一位北京著名中医专家。笔者问，你是什么病？他说，气短，胸闷。又一问，你吸烟吗？吸烟。吸烟有多少时间？快二十年了。每日吸多少？一包。笔者说你患有慢性支气管炎，用这个方子对证。他说，我还没有吃呢，照你这么一说，是对应我的病？对的。经笔者将方药解释以后，他高兴地服用了这个方子。后经他的朋友说，他服用这个方子三十多剂，咳嗽好了许多。

附：橘枳姜汤

《金匮要略》此方由橘皮、枳实、生姜组成。常用于胸肺气机不利之胸痹病。橘皮芳香利气，枳实苦温降气，生姜健胃化饮。三味相伍，以通利肺气为主，化痰消饮为辅。三味均为食用药物，口味芳香微辣，对胃气不和之胸痹，较为适宜。

【治验】冠心病伴急性支气管炎（李文瑞等《金匮要略汤证论治》）：男性，56岁。患冠心病3年，近2个月又患急性支气管炎，咳嗽时作，咳吐白沫痰，胸中痞塞较前严重，纳差，下肢轻微浮肿，小便量减，舌质淡而苔薄白，脉滑小数。证属心阳不振，痰饮内结。治宜茯苓杏仁甘草汤合二陈汤。方药：茯苓30g，杏仁10g，甘草5g，陈皮10g，制半夏10g，大枣5枚，生姜3片。5剂，水煎服。药后浮肿消失，胸闷痞塞大减，小便量增。上方加入全瓜蒌15g、桂枝8g，再进7剂。咳嗽偶作，咳吐白痰少许。上方10倍制成水丸。每日2次，每次6g，服丸期间，照常工作。

2. 厚朴大黄汤

【方源】《金匮要略》。

【药物】厚朴一尺，大黄六两，枳实四枚。

【参考用量】厚朴 15g，大黄 12g，枳实 8g。

【功效】行气宽中，通腑泄热。

【主治】支饮实证。胸腹满痛，心下时痛，大便秘结，腹部胀满。舌红苔黄，脉弦滑有力。

【按语】厚朴大黄汤与小承气汤、厚朴三物汤药物组成一样，只是剂量不同。此方厚朴用量比另外两方大，其目的是加强行气导滞作用，所以其胸腹胀满症状就比较突出。厚朴行气降气，为主药；佐以枳实调气导滞，使气行水利；大黄通下，使饮邪有外泄之路。三味协同，可使气机通畅，水化饮消，胸腹胀满之苦自可愈矣。

3. 三仙丹

【方源】《是斋百一选方》。

【药物】南星曲、半夏曲四两，香附二两。

【参考用量】胆南星曲、半夏曲各 120g，香附 60g。

【用法】共研为末，水丸。每服 6g，日 3 次，姜汤送下。

【功效】燥湿祛痰，行气消郁。

【主治】气痰症。症见咳嗽痰多，胸膈不利，胃脘不舒。

【按语】气滞不通为气痰，走注攻刺亦曰气痰。半夏、胆南星燥湿祛痰，香附行三焦之气，气行则痰行。古云“气顺则痰自下”。人之七情郁结，气结为最。气滞则生痰，气道通利，痰自降下。而香附可解七情之郁，尤解气郁，可治其本。半夏、胆南星在气顺的前提下，才能发挥燥湿祛痰的作用。故此方以香附为主药，半夏、胆南星为辅药，不以用量为主辅，应以功效分君臣，经方亦有如此配伍。

4. 温阳化饮汤

【方源】《毛德西用药十讲》。

【药物】桂枝 10g，茯苓 10g，白术 10g。

【功效】温阳健脾化饮。

【主治】凡有慢性痰饮病者。

【按语】此三味取之张仲景苓桂术甘汤和桂枝茯苓丸等方义，有温阳健脾化饮的功效。桂枝配茯苓，是经方温阳化饮的主要药对，如五苓散、苓甘五味姜辛半夏杏仁汤、茯苓桂枝甘草大枣汤、桂苓五味甘草汤等，均为桂枝与茯苓配伍之佳方；加入白术，以增强脾的运化功能。笔者常将此三味用于慢性支气管炎、慢性盆腔炎、慢性胃炎、慢性肠炎等，凡舌苔白润，口不渴或渴而不饮者，用此来温化三焦水湿，具有特殊功效。

5. 椒目瓜蒌汤

【方源】《医醇賸义》。

【药物】川椒目 5g，瓜蒌皮 15g，白芥子 15g。

【功效】清金搜痰。

【主治】渗出性胸膜炎。

【按语】此方用于渗出性胸膜炎，痰液白黏稀薄不成块，伴有胸痛者。此三味取之费伯雄《医醇賸义》椒目瓜蒌汤，费氏认为“胁乃肝胆之位，水气在胁，则肝气拂逆，而肺金清肃之令不能下行，故咳而引痛也”。川椒目辛温通络逐痰；瓜蒌皮宽胸利气，有研究认为瓜蒌皮还有扩张冠状动脉血管、增加冠状动脉血流量的作用；白芥子利皮里膜外之水。三味合力，可以入于细络利气搜痰，非一般化痰药可比。

6. 麻黄附子甘草汤

【方源】《伤寒论》。

【药物】麻黄二两，炙甘草二两，炮附子一枚。

【参考用量】麻黄 10g，炙甘草 20g，炮附子 6g。

【功效】温补阳气，解表散寒。

【主治】表寒与阳气不足兼水气不化证。表寒，症见发热恶寒，无汗，胸满，腰酸腿软，舌淡，苔白；阳气不足，症见身重少气，心悸而躁，不得卧，或喘，或阴肿，小便清白而多，脉沉。

【按语】麻黄附子细辛汤与麻黄附子甘草汤均是扶阳解表之剂。麻黄附子细辛汤证，病重势急，外寒与里寒并重，故以麻黄与附子、细辛相伍，温壮阳气，解表散寒，适宜于体质阳虚，感受风寒者；麻黄附子甘草汤证，病轻势缓，故用麻黄与附子、甘草相伍，温助阳气，微微发汗，使表里之邪缓解。

附：麻黄附子汤

《金匮要略·水气病脉证并治》云："水之为病，其脉沉小，属少阴；浮者为风。无水虚胀者，为气。水，发其汗即已。脉沉者，宜麻黄附子汤；浮者，宜杏子汤。"麻黄附子汤与麻黄附子甘草汤药物相同，唯后者之麻黄增加一两为异。麻黄附子汤所治水气病为正水，正水与肾气不化有关。必兼脉沉细、恶寒、四肢不温，故增麻黄一两，以期加强温阳化气之力。这正是"病有轻重，治有缓急"的具体应用。

【治验】浮肿(《浙江中医药》1979 年第 5 期)：陈某，女，25 岁。1970 年 9 月 13 日初诊。患者全身浮肿 4 月余，腰以下肿尤甚，按之凹陷不起。腰疼酸重，溲少，便闭，四肢厥冷，面色灰暗，舌质胖色淡，苔白，脉沉细尺弱。盖肾主水，真阳虚衰，水气泛滥，流布四肢。治宜温阳利水，遵仲景法。麻黄 4.5g，附子 9g，甘草 5g，黑豆 30g，车前子 12g。服 5 剂后，大便溏泄，小溲清长，头面浮肿先退，腰以下肿亦逊，精神转佳，面色渐润。药已中病，仍守原方，毕竟正虚，改小其制。原方麻黄减为 3g，附子减为 6g，继进 3 剂。服药后浮肿尽消，腰冷已除，食纳转正。与《金匮要略》肾气丸图缓善后。

7. 十枣汤

【方源】《伤寒论》《金匮要略·痰饮咳嗽病脉证并治》。

【药物】芫花、甘遂、大戟，各等份。

【用法】共研为末。每次 3g，以大枣煎汤送服。

【功效】攻逐水饮。

【主治】悬饮，水肿等。症见咳唾胸胁引痛，心下痞硬胀满，头晕目眩，干呕短气，或胸背掣痛不得息，舌苔滑润，脉沉弦。或一身悉肿，尤以腰以下为重，二便不利。

【按语】在《伤寒论》与《金匮要略》中，均有十枣汤证条文。结合临床，此方以心下痞硬满、引胁下痛为主症，医者用手按之，局部抵抗力较强。陈修园《医学三字经》云“十枣汤治水饮作痛，峻剂，不可轻用”。《本草纲目》云“芫花、大戟、甘遂之性，逐水泄湿，能直达水饮窠囊隐僻之处，但可徐徐用之，取效甚捷，不可过剂，泄人真元也”。《医方论》云“仲景以十枣命名，全赖大枣之甘缓以救脾胃，方成节制之师也”。三味峻攻水邪，恐伤正气，故用大枣补益安中，且有补土制水之意。一般大枣用 30g 以上为宜。

病者体质尚可，脾胃尚无大虚者，可忍峻剂攻之；体弱者慎服；孕妇忌用。

【治验】胸腔积液(《治验回忆录》)：刘君一，中医也。患胸膈胀满，气促喘急，面微浮肿，自服宽胸调气药不效。转请西医诊治，经诊断为胸腔积液，胸腔积水甚多，曾抽水数百毫升，暂获轻松，但不久又如原故，要求研治。按脉弦滑，中医为悬饮内痛。此为中阳不振，水不运化，结聚胸膈。唯当峻攻其水，十枣汤、大陷胸汤，皆为本证之剂。但大陷胸汤适合胸腔积液及肠胃积热而大便不利者。本病仅为水饮结胸，肠无积热，则以十枣汤为宜。甘遂八分，大戟、芫花各一钱。研末，另大枣十枚，煎汤送下，分二次冲服。服竟，峻下四五次，连服二日，胸不胀满，气亦不喘，此由胸腔积水已经逐荡而从大便出也。后以《外台》茯苓饮健脾利水，续服半月，遂告无恙。

六、肺痈

1. 鱼腥草三药

【方源】《中国民间秘验偏方大成》。

【药物】鱼腥草 50g，天花粉 30g，侧柏叶 15g。

【用法】上药加水 600ml 煎煮 15～20 分钟，倒药汁，温服。再煎再服。日 2 次分服。

【功效】清肺消痈。

【主治】肺痈咳嗽吐脓血。

【按语】鱼腥草为三白草科植物的地上部分，主产于长江以南各省。因鱼腥草新鲜茎叶中有一股浓烈的鱼腥气，不耐久闻，故以气味而得名。常人以为此药气腥味劣，难以下咽。其实此药阴干后，微有芳香，在加水煎汁时，则挥发出一种类似肉桂的香气。仔细品尝，也有类似红茶的味道，芳香而稍有涩味，且无腥臭，对胃也无刺激性。鱼腥草清热解毒作用颇佳，若热毒痈肿，可单味煎汤内服，也可用鲜草捣烂外敷，其最大的特点是可治疗肺痈。天花粉生肌排脓，消肿行瘀；侧柏叶养阴滋肺，最清血分之热。三味合用，清肺消痈养阴止咳之力增强。现多用其治疗肺热咳嗽、百日咳、大叶性肺炎、急性支气管炎及肠炎、腹泻等疾患，颇有疗效。

2. 连百鱼丸

【方源】《当代中医师灵验奇方真传》。

【药物】连翘、百部、鱼腥草各等份。

【用法】上药共研细粉，过箩，炼蜜为丸，每丸含药粉约4.6g，每次2丸，每日3次，温开水送服。

【功效】清热解毒，清肺化痰。

【主治】结核性胸膜炎。

【按语】连翘为清热解毒之要药，且有消肿散结的功效；百部疗痨疾（包括结核性疾病），味甘微寒，药偏中性，对寒热咳嗽、新久咳嗽，均适用，尤善治肺痨咳嗽及百日咳等；鱼腥草是治疗呼吸道疾病的良药，它的祛痰止咳作用较强，特别对难以清除的痰液疗效明显。

3. 化脓散

【方源】《中国当代中医名人志》。

【药物】川贝母、桔梗各40g，甘草5g。

【用法】共研细末，每服5g，每日3次，用生薏苡仁煎汤送服。

【功效】清热散结，利气排脓。

【主治】肺痈。

【按语】此方为李大喜老中医经验方。治疗肺痈，屡用屡效。临床以肺热咳嗽、吐脓痰为主症。川贝母药效偏于甘润，适宜于阴虚肺燥咳嗽，痰比较黏稠者；桔梗药性平而偏寒，具有清肺排脓、止咳祛痰的功效；甘草和解药性，兼有益气健脾作用。三味合力，共奏清热散结、排脓止咳之效。

七、肺痨

1. 复方白及方

【方源】《中国中医秘方大全》。

【药物】生百部、煅牡蛎、白及。

【用法】三味药以1∶2∶3的比例研粉混合。每次温开水冲服4g，每日3次。

【功效】养阴润肺，化痰止咳。

【主治】肺结核。

【按语】百部清热润肺，自古就有以其治疗肺结核的文字记载；白及补肺生肌，且有止血功效；牡蛎滋阴软坚，化痰散结。三味合用，能提高机体抗病能力，加速结核灶愈合。

2. 芩部丹

【方源】《中华名方大全》。

【药物】黄芩9g，百部18g，丹参9g。

【功效】清热润肺，活血抗痨。

【主治】肺痨，潮热，咳嗽。

【按语】本方常用于肺炎、肺结核、慢性支气管炎等。百部润肺止咳抗痨，为治肺痨咳嗽之主药，“百部治肺痨，咳嗽可止”；黄芩清肺解热，辅助百部以驱邪；丹参活血化瘀，促进血液循环。三味配伍，共奏清热润肺、杀虫抗痨、化瘀生新的功效。20世纪五六十年代，本方曾以百芩片为名制成中成药，肺痨病人受益颇多。今煎煮成汤剂，疗效亦然显著。

3. 紫河白百散

【方源】《贵州名医名方选析》。

【药物】紫河车 35g，白及 30g，百合 20g。

【用法】共研细末，分成 30 份。每次 1 份，每日 3 次，温开水或鸡蛋花汤送服。

【功效】滋阴，清肺，止血。

【主治】肺结核。

【按语】《本草蒙筌》云紫河车“疗诸虚百损，劳瘵传尸，治五劳七伤，骨蒸痨热，咳嗽喑哑，体瘦发枯，吐衄来红”。其中“骨蒸痨热”“咳嗽喑哑”为肺结核之常见病症，乃由阴虚火亢所致。百合、白及为肺家专药，清肺热，滋肺阴，祛痰火，且有托旧生新作用。紫河车为补益虚劳专药，既补气又滋阴，但偏于温，故用量不宜过大，以免温燥伤阴。

4. 川芎二草汤

【方源】《中医杂志》1999 年第 8 期。

【药物】夏枯草 30g，猫爪草 30g，川芎 12g。

【用法】水煎服。每日 1 剂。

【功效】清热，化瘀散结。

【主治】肺门淋巴结结核。

【按语】夏枯草味辛苦性寒，入肝胆经。辛能散结，寒能清热。药理研究表明，夏枯草对结核分枝杆菌有抑制作用，用于治疗肺门淋巴结结核、胸膜炎等肺部疾患效果良好。猫爪草味酸甘而性平无毒，功擅化痰散结，解毒消肿，药理证实其有抑制耐药性结核分枝杆菌等作用，善治颈淋巴结结核、肺结核等。

川芎为活血化瘀药，且行气力大。三味配合，可使药力直入病灶，收效较速。

第四节　脾胃系病证

一、胃痞

1. 藿香三味饮

【方源】《毛德西用药十讲》。

【药物】藿香 10g，佩兰 10g，砂仁（后下）6g。

【功效】芳香化湿，和胃醒脾。

【主治】慢性胃炎。症见胃脘痞闷，口淡乏味，或口有秽浊之气，肢体疲倦，脉缓，舌白润，苔腻等。

【按语】藿香三味饮为芳香化湿、和胃健脾之要药。藿香与佩兰配伍出自《时病论》，二药功效相仿，均有化湿、解表、止呕的作用。唯佩兰对脾经湿热之口中甘腻多涎最为适宜，而砂仁化湿醒脾作用明显。三味用于中焦湿浊不化之胃炎，起效快。略予加减，对上消化道疾病颇有效验。对于那些嗜好膏粱肥厚的人，若有鲜藿香叶、鲜佩兰叶，加一点砂仁皮，为茶剂，沸水泡饮，效果更好。

2. 芳香三花汤

【方源】《毛德西用药十讲》。

【药物】代代花、厚朴花、佛手花各 10g。

【功效】疏肝和胃。

【主治】肝胃不和之慢性胃炎者。症见胸胁脘腹痞满，口有秽气，时有叹息，神情不乐，舌苔薄白，脉象弦细。

【按语】三花均为芳香理气和胃药。代代花偏于开胃宽胸，厚朴花偏于理气消胀，佛手花偏于疏解肝胃之郁。按照张元素的“象”学理论，凡枝者皆可通络，凡子者皆可降气，凡根者皆可固本，凡花者皆可祛浊，凡中空者皆可通窍。此三花合用，对肝胃气郁于胸胁、脘腹的痞闷、胀痛，食后有堵塞不消化之感，口味秽浊者，投之必效。此方一般以煎煮 10 分钟为宜，不宜久煎。三味泡水代茶饮，还有消胀减肥之效。

3. 开胃三芽饮

【方源】《毛德西用药十讲》。

【药物】大麦芽 30g，稻芽 15g，谷芽 15g。

【功效】疏肝，开胃。

【主治】肝胃不和之消化不良者。

【按语】三芽均具芳香气味，显示出生生之气，有疏肝、健脾、开胃之功。麦芽与谷芽甘平清香，“五谷为养”，谓之上品，又蕴有生发之机。麦芽入脾，健运消食，疏肝理气；谷芽入胃，促进消化，且能滋养胃阴。两者合用，可使脾胃和合，升降有序，运化自如。稻芽健脾开胃，善化积滞。三味合用，舒达肝气，醒脾开胃，增进饮食，并有温散湿邪的功效。

4. 辛开苦降饮

【方源】《毛德西用药十讲》。

【药物】姜半夏 10g，黄连 6g，黄芩 6g。

【功效】辛开苦降，清热燥湿。

【主治】慢性胃炎之湿热蕴结者。

【按语】此三味为半夏泻心汤的君臣药，为辛开苦降之代表组合，又为苦寒与苦温相反相成之配伍。具有辛开湿浊散、苦降热邪除之功效。凡见心下痞满、隐隐作痛、泛泛欲呕、舌苔湿腻者，此三味为必选之药。唯其用量，当视湿与热孰轻孰重而定，而湿热之孰轻孰重，又当以舌苔为标尺。一般舌苔白腻者，半夏与芩、连的合用量相等；若舌苔黄腻者，芩与连的合用量可以略大于半夏。

5. 清胃三味汤

【方源】《毛德西用药十讲》。

【药物】竹茹30g，生姜10g，芦根15g。

【功效】清胃降逆。

【主治】慢性胃炎。症见呃逆，呕吐，舌苔白腻等。

【按语】北京脾胃病专家步玉如先生善用竹茹清胃止呕。他曾讲道，竹茹有和胃降逆之效，但有克伐胃气之弊，若配以生姜，既增竹茹之效，又可避免伐胃之弊，故二者常配伍应用。芦根为清胃生津之佳品。凡胃热之呃逆、呕吐，取此三味，效果明显。

6. 三味散

【方源】《中国中医秘方大全》。

【药物】蒸熟山药100g，生鸡内金100g，醋制半夏60g。

【用法】共研细末，每日3次，每次3g，饭前温开水送服。2个月为一疗程。

【功效】健脾润胃，燥湿化瘀。

【主治】慢性萎缩性胃炎。

【按语】慢性萎缩性胃炎多为虚证，但夹有痰湿或食滞，运纳不调，升降失序。气虚、湿阻、气滞，三者夹杂，形成本病主要病机。补虚不能滞气，故取山药平补脾胃；祛湿不可太燥，故取半夏降逆和胃；运纳不可太过，故取鸡内金消食化积。三味协力，以散服之，缓缓予之，以防伤其中气。

二、胃痛

1. 小陷胸汤

【方源】《伤寒论》。

【药物】黄连一两，半夏半升，瓜蒌实一枚。

【参考用量】黄连 6g，半夏 12g，瓜蒌实 20g。

【功效】清热涤痰，宽胸散结。

【主治】痰热互结证。症见心下痞闷，按之则痛，或咳痰黄稠，心胸烦热，舌质红赤，苔黄腻，脉滑数。

【按语】此方是治疗痰热结胸的常用方。方中瓜蒌实为甘寒滑润之品，清热涤痰，宽胸散结，且具润燥滑肠之功，可使痰热下行，为主药；黄连泻热降火，半夏降逆和胃，辛开苦降，通畅气机，共为辅药。三味相合，泻热涤痰，升降气机，郁结得开，痰热下行，结胸自除。

明代许宏云：心下硬，不按而痛，手不可近者，大结胸也。心下满，按之则痛，邪热浅结，为小结胸也。此不可下，只宜散也。故用瓜蒌为君，其味苦性寒，能破胸膈结气；半夏为佐为使，以辛能散结气也；黄连为臣，苦以泄之，以辅君主之药，而下心下之结气也。

近代名医冉雪峰常用小陷胸汤合四妙勇安汤治疗心绞痛热象偏重者，效果较好。他指出，小陷胸汤的应用指征应为“心痛兼有恶心，胃脘不适，苔白腻”。

此方常用于慢性胃炎、慢性食管炎、慢性胆囊炎，以及冠心病等。

【治验】痰热内蕴胃痛（《刘渡舟临证验案精选》）：孙某，

女，58 岁。胃脘作痛，按之则痛甚，其疼痛之处向外鼓起一包，大如鸡子，濡软不硬。患者恐其癌变，急到医院做钡餐透视，因须排队等候，心急如火，乃请中医治疗。切其脉弦滑有力，舌苔白中带黄。问其饮食、二便，均正常。辨为痰热内蕴、脉络郁滞之证。为疏小陷胸汤：瓜蒌 30g，黄连 9g，半夏 10g。共服 3 剂，大便解下许多黄色黏液，胃脘之痛立止遂消，病愈。

2. 百合乌药甘草汤

【方源】《毛德西用药十讲》。

【药物】百合 30g，乌药 10g，甘草 10g。

【功效】缓急和中止痛。

【主治】胃脘气痛。

【按语】此即百合乌药汤加一味甘草，百合乌药汤出自陈修园的《时方歌括》，原方主治“心口痛，服诸药不效者，亦属气痛”。原方百合一两，乌药三钱，重在通气和血。加上一味甘草，意在缓急和中，用量多在 10～15g。用于胃脘痛或痞塞不和，但无吞酸、胃灼热者，此方平和而效捷。

3. 三香止痛散

【方源】《毛德西用药十讲》。

【药物】九香虫 6g，木香 6g，炒香附 10g。以颗粒冲剂为宜。

【功效】理气止痛。

【主治】凡气滞胀痛病症，皆可服用。

【按语】三香止痛散是笔者的经验方。木香、香附为常用理气止痛药，木香偏于行滞醒脾，香附偏于行气活血，为妇科之常用药。而九香虫为温阳行气止痛药，有人取九香虫与白芷配伍，代麝香开窍醒脑止痛，可见其止痛作用非同一般。三味组合，用于脘腹胁肋胀痛，起效快，不伤元气。但阳亢者，须与潜阳药配伍，以防伤阴之弊。

4. 三开门

【方源】《国医大师张志远用药手记》。

【药物】胡椒粉 100g，荜茇 100g，荜澄茄 100g。

【用法】共研细粉，水泛为丸。每次 3g，每日 3 次或 4 次。

【功效】温中散寒，止痛止泻。

【主治】寒性胃脘痛，症见中寒腹痛，上吐下泻，如急性胃肠炎或胃肠功能紊乱，均有疗效。

【按语】胡椒、荜茇、荜澄茄三味，均属辛热药物，习称“三开门”。以温中散寒、调理胃肠为功，具有缓解腹痛、镇呕止泻的作用。若压粉放入菜内，可增进食欲，帮助消化。过去药肆配制的启运丸，即是此方。

三、泄泻

1. 对金散

【方源】《普济方》。

【药物】陈皮八两，苍术、厚朴各二两。

【参考用量】陈皮 12g，苍术 4g，厚朴 4g。

【用法】加生姜、大枣，水煎服。

【功效】燥湿健脾，行气化湿。

【主治】湿胜泄泻。

【按语】此方为平胃散之简化方（减去甘草）。湿浊内胜，脾运不及，水谷失运，故现泄泻。方以苍术燥湿健脾，厚朴、陈皮理气化滞，这样气行湿行，气化湿化，泄泻自止。

2. 三味止泻散

【方源】《中国当代名医秘验方精粹》。

【药物】山药 150g，诃子肉 60g，石榴皮 60g。共为细末，每次 4.5g，每日 3 次，空腹服用。

【功效】健脾止泻。

【主治】脾虚泄泻（溃疡性结肠炎）。

【按语】此方是黑龙江省名老中医郑侨治溃疡性结肠炎的验方。本散重用山药，其甘平味淡，补脾胃之气；诃子肉苦酸涩，开胃调中收脱；石榴皮酸涩温，涩肠止泻。虽病程日久，然收效甚捷。

3. 扶中汤

【方源】《医学衷中参西录》。

【药物】炒白术、生山药、龙眼肉各一两。

【参考用量】炒白术、生山药、龙眼肉各 30g。小便不利者，加炒椒目（捣）10g。

【功效】健脾止泻，益气强身。

【主治】泄泻日久，气血俱虚，身体羸瘦，将成劳瘵之候。

【按语】扶中汤者，扶助中气也。张锡纯《医学衷中参西录》开篇所拟资生汤，其中主要健脾药就是白术与山药。与鸡内金三味，为健补脾胃“不可挪移之品”。龙眼肉，味甘能补脾，气香能醒脾，“诚为脾家要药”，又能补益心脏。张氏治疗心虚怔忡，常用龙眼肉蒸熟，徐徐服之，每有功效。

【治验】泄泻（出处同方源）：妇人，四十许。初因心中发热，气分不舒，医者投以清火理气剂，逐泄泻不止。后他医投以温补之剂，泄泻仍不止。一日夜四五次，迁延半年，无药可治。

后张氏诊治。脉虽濡弱，而无弦数之象，知犹可治。思考良久，拟用此方。数剂泻止，而汗加多。遂于方中加龙骨、牡蛎各六钱，两剂汗止。后因小便短少，加椒目三钱，连服十剂而愈。

4. 加味天水散

【方源】《医学衷中参西录》。

【药物】生山药一两，滑石六钱，粉甘草三钱。

【参考用量】生山药 30g，滑石 18g，粉甘草 10g。

【功效】清热固泻。

【主治】夏月泄泻。兼见肌肤烧热，心中燥渴，小便不利，或兼喘促。

【按语】此方为六一散加生山药而成，六一散为夏月清暑利湿之良剂，加用山药大滋真阴，大固元气。真阴足则小便利，元气固则泄泻止。此方不但清暑滋阴，和中止泻，并能镇胃安冲，使上逆之热与暑气之热徐徐下行，自小便排出，其呕恶之症，亦可消散。

【治验】泄泻(出处同方源)：一孺子，泄泻月余，身热燥渴，嗜饮凉水，强与饮食即恶心呕吐，多方调治不愈。投以此汤，一剂，燥渴与泄泻即愈其半，又服一剂，能进饮食，诸病皆愈。

5. 吴茱萸贴剂

【方源】《中医杂志》1995 年第 2 期。

【药物】吴茱萸 2g，硫黄 1g，冰片少许。共研细末，陈醋调匀，敷脐，外用麝香中药膏封贴，每日晚间 1 次，忌生冷食物。

【功效】温中止泻。

【主治】泄泻。

【按语】吴茱萸辛温，暖脾胃而散寒邪，可使中脘自温，寒气自下；硫黄为补火助阳药，外用能够收涩止泻；冰片芳香开窍，有明显的止痛作用。三味协力，共奏温中止泻、止痛的功效，对某些顽固性腹泻非常有效。

【治验】泄泻（出处同方源）：陈某，男，42 岁，于 1990 年 3 月就诊。罹患腹泻 3 年，每日腹泻 3～5 次，伴有腹痛下坠，泻下稀糜样便，每日如此。食用寒凉饮食或遇寒尤甚。多处更医治疗，疗效不显。某医学院诊断为“结肠炎”。刻诊见神清体胖，便检与血象均无异常，舌苔薄白，脉象弦滑。初以痛泻要方加减，治疗罔效。后用吴茱萸贴剂。敷药 1 周后，症状大减，腹泻至日 2～3 次，腹痛减轻，如此敷药 20 余日，3 年之腹泻顿失。随访 4 年未见复发。

四、痢疾

1. 黄连阿胶丸

【方源】《局方发挥》。

【药物】黄连一两，茯苓二两，阿胶（炒）一两。

【参考用量】黄连 30g，茯苓 60g，阿胶 30g。

【用法】前二味共为细末，水熬阿胶为丸。空心米汤送下。

【功效】清热利湿，利肠止血。

【主治】痢疾。寒热不调，下痢赤白，里急后重，口燥烦渴，小便不利。

【按语】湿热郁于胃肠，伤及肠胃黏膜之气血，故有下痢赤白、腹痛口渴、大便不利等。取黄连泻火燥湿，开郁消积，以平其痢热；阿胶补阴益血，润燥利肠，以和其里急；茯苓清热利湿，止渴除烦，全方共奏清热除湿补血之效，为清解之平剂。

2. 三神丸

【方源】《温病条辨》。

【药物】五味子、补骨脂、肉果（即肉豆蔻）。

【参考用量】原方无剂量，建议各等份。

【用法】为丸剂，适量服用，或改为汤剂服用。

【功效】温补肾阳，涩肠止利。

【主治】久痢伤肾，下焦不固，大便滑利多黏腻，饮食减少，腹部胀满等。

【按语】吴鞠通云“久痢伤肾，下焦不固，肠腻滑下，纳谷运迟，三神丸主之”。三神丸较四神丸少一味吴茱萸。吴氏称“此涩少阴阴中之阳法也。肠腻滑下，知下焦之不固；纳谷运迟，在久痢之后，不惟脾阳不运，而肾中真阳亦衰矣。故用三神丸温补肾阳，五味兼收其阴，肉果涩自滑之脱也”。方用补骨脂温补肾阳，五味子兼收其阴，肉豆蔻涩肠固脱。原方无剂量，临床可依据证候之轻重拟定之。

3. 验方止痢汤

【方源】《中华名方大全》。

【药物】马齿苋 60g，地锦草、凤尾草各 30g。

【功效】清热利湿，止痢解毒。

【主治】痢疾。症见发热，腹痛，腹泻，脓血便，里急后重。

【按语】马齿苋味酸、性寒，有清热解毒、凉血止血的功效。地锦草、凤尾草合用，有清热解毒止泻的作用。三味合用，可用于治疗肠炎、细菌性痢疾等。此外，还可以用于治疗痈、疖、湿疹、水田皮炎。对毒虫咬伤，除内服外，亦可用其煎液局部湿敷，有止痒、消炎、消肿之效。

4. 止痢汤

【方源】《中国中医秘方大全》。

【药物】穿心莲 12g，鱼腥草 12g，黄柏 6g。

【功效】清热解毒，利湿止痢。

【主治】急性细菌性痢疾。

【按语】穿心莲与鱼腥草均为苦寒性药物，具有清热解毒作用；黄柏清热燥湿，专于下焦湿热。且三味均有抗菌消炎功效。

5. 香参丸

【方源】《中国中医秘方大全》。

【药物】苦参 1000g，广木香 600g，生甘草 150g。

【用法】共研细末，水泛为丸。日服 3 次，每次 6.5g。

【功效】清热解毒，行气止痛，温中和胃。

【主治】热痢，血痢。

【按语】苦参具有清热解毒、燥湿杀虫之效，广木香芳香辛苦，为行气止痛、温中和胃常用药，两味合用，可以改善腹痛、呕吐、泄泻、里急后重之苦；生甘草解毒和中，以助药力。三味共奏清热解毒、行气和胃、止痛止痢之功。

6. 三宝粥

【方源】《中国中医秘方大全》。

【药物】生怀山药 300g，三七 25g，鸦胆子 100 粒（分 10 次服用）。

【用法】用山药煮成粥，调入三七粉，以此粥吞服鸦胆子 10 粒，每日 2 次，直至服完。

【功效】健脾杀虫止痢。

【主治】阿米巴痢疾。

【按语】鸦胆子有效成分对阿米巴原虫有杀灭或抑制作用，治疗痢疾沿用已久。前人常以龙眼肉或枣肉包裹吞服，现多采用药膳，寓攻于补，疗效肯定。

7. 袁氏银花解毒汤

【方源】《贵州名医名方选析》。

【药物】金银花（微炒去其水气）90g，生山楂45g，生甘草15g。

【用法】水煎服。用药汁送服五味香连丸。

【功效】清热解毒，凉血止痢。

【主治】疫毒痢。

【按语】此方为贵州中医学院（现贵州中医药大学）袁家玑治疗疫毒痢经验方。方以金银花清热解毒为主药，大剂量应用切合病情，即使用300g以水煎服，亦无贻害。生山楂活血止痢，化滞行气；生甘草解毒且护卫正气。

五、便秘

1. 增液汤

【方源】《温病条辨》。

【药物】玄参一两，麦冬八钱，生地黄八钱。

【参考用量】玄参30g，麦冬24g，生地黄24g。

【功效】养阴润肠，增水行舟。

【主治】阴虚大便燥结者。

【按语】《温病条辨·中焦》云："阳明温病，无上焦证，数日不大便，当下之，若其人阴素虚，不可行承气者，增液汤主之。服增液汤已，周十二时观之，若大便不下者，合调胃承气汤微和之。"此条所言为阳明温病，津液不足，引发大便秘结等症。故其治疗必须以滋养润燥为主。方取玄参为君药，其味苦咸性寒，壮水制火，润肠通便；佐以麦冬“能补能润能通”；生地黄补阴而不腻，兼走经络。三者合用，作增水行舟之计，故汤名“增液”。若大便燥结难下者，可酌加大黄、芒硝以通下。

临床常取增液汤治疗阴液不足之热性病，如慢性咽喉炎、糖尿病、肛裂、热性病便秘、化疗后体液不足等病症。

【治验】便秘(《温病汤证新解》)：某患者，女，6 岁，感染肺痨后发热。症见午后潮热，并见咳嗽痰少，痰黏不爽，面唇樱红，咽喉干燥，声音嘶哑，手足心热，大便干燥，小便短黄，舌红苔少，脉细数。血象检查见血细胞和淋巴细胞均升高，X 线片提示肺门淋巴结肿大。方用增液汤加味。服用 3 剂则潮热渐消；再进 4 剂，诸症缓解，续以清理肺脾之剂善后而愈。

2. 桑麻丸

【方源】《医方集解》。

【药物】桑叶 500g，巨胜子 100g，白蜜 500g。

【用法】炼蜜为丸，如梧桐子大，每服 10 丸，每日 2 次，白开水送下。

【功效】养血祛风，润肠通便。

【主治】阴虚血燥证。症见头晕眼花，大便干结，须发早白，津枯便秘，肌肤干燥，风湿性关节不利，未老先衰。

【按语】桑麻丸，又名扶桑丸。扶桑，即桑树，神话中的树名。桑叶为祛风通络之上品，通利关节，滋阴增液；巨胜子(即黑芝麻)，补益肝肾，填精润肠，润泽毛发，是美容佳品。前人将此方誉为延年增寿之药，特别对老年人有益。以蜜为丸，既有润泽毛发的作用，又有润肠通便的功效，且利于消化吸收。现代药理研究证实，此方具有降血脂、降血压，防治动脉硬化和糖尿病，防治皮肤和毛发白化及预防衰老的作用。

3. 白术通便饮

【方源】《毛德西用药十讲》。

【药物】生白术 30g，决明子 15g，火麻仁 10g。

【功效】健脾通便。

【主治】脾不健运之便秘。

【按语】用此三味治疗便秘，常获良效。生白术健脾生阴，促进大肠蠕动，是胃肠动力药；决明子、火麻仁油脂多，是润肠增液药。此三味，用量大则起效快，于成人或小儿之便秘，均有良效。这三味药起主要作用的是生白术，或者说它是君药，是治本的药，不可或缺。一般成人用量是 30g、60g，甚至 90g。若是顽固性便秘，可加牵牛子以增强泻下功能。

4. 双地一叶汤

【方源】《中国当代名医验方选编·内科分册》。

【药物】生地黄 15g，黑地榆 9g，番泻叶 6g。

【功效】泻热通便。

【主治】肠热便秘。

【按语】此方为福建名医张心根经验方。生地黄清热润燥生津，民间多以之配猪大肠润肠；地榆善清胃肠之热邪；番泻叶甘苦寒，独具泻下通便功效，单味冲服，多有腹痛之苦，入汤剂不宜久煎。三味合用，对肠热之便秘，每收良效。大便不干或患痢疾者不宜使用。

5. 紫草汤

【方源】《中医杂志》1996 年第 7 期。

【药物】紫草 20g，莱菔子 12g，杏仁 12g。水煎服。加减法：热秘者，加生地黄 12g；气秘者，加枳实 12g、槟榔 10g；血虚者，加当归 15g；气虚者，加黄芪 18g，去莱菔子；阴虚者，加生地黄 12g、玄参 12g、枳壳 10g，去莱菔子；冷秘者，加肉苁蓉 15g、当归 15g，去莱菔子。

【功效】清热通便。

【主治】便秘。

【按语】紫草苦寒，为凉血活血、解毒疗疮之品。《神农本草经》云其能“利九窍”。鼻为肺窍，肺与大肠相表里，紫草可利大肠，下窍通则上窍自启；而上窍通亦利于大肠通。

【治验】便秘（出处同方源）：共治疗 153 例便秘者，一般服药 3～15 剂，有效率 82%。医者还用紫草配合其他药物，治疗急慢性鼻渊 73 例，一般服药 10～15 剂，有效率 86%。1 例反复便秘 20 年的患者，就诊时大便已 5 日未行，听其声音，带有鼻音。问之，患鼻炎多年，常流腥臭脓涕，头昏、头痛、头涨，中西药皆不能断根。舌质红，舌苔黄腻，脉细滑。投以紫草 20g，莱菔子 15g，苍耳子 10g，甘草 6g。服用 1 周，大便已通，鼻窍亦通，脓涕大减。再投 5 剂。后又用紫草 10g，甘草 5g，连服 10 剂，诸症霍然。

6. 女贞归术汤

【方源】《中医杂志》1998 年第 9 期。

【药物】女贞子 30g，当归 15g，生白术 15g。

【用法】水煎代茶饮。一般服药 30 日，大便趋于正常。

【功效】滋阴通便。

【主治】老年阴虚便秘。

【按语】女贞子滋阴生津，润滑肠道；当归养血润肠；白术健脾通便。三味合力，适宜于老年阴虚便秘者。

【治验】老年便秘（出处同方源）：赵某，男，72岁。便秘4年，4～5日1行，甚则1周。形体消瘦，面色无华，舌淡，脉细。用女贞子30g，当归15g，生白术15g，煎汤代茶饮。4日后大便2～3日1行，1周后保持每日1行。其他诸症得以缓解。

7. 何首乌降脂通便饮

【方源】《中医杂志》2004年第8期。

【药物】何首乌20～30g，生山楂10g，丹参20g。

【用法】水煎服。每日1剂，分2次服。1个月为一疗程。

【功效】润肠降脂通便。

【主治】阴虚高血脂伴便秘者。

【按语】何首乌归肝肾二经，具有补益精血、润肠通便之效，传统用于精血不足之头晕、健忘、脱发、精少、便秘等；山楂消食降脂；丹参养血活血，以利于通便。此方既能降脂，又能通便，且对脱发亦有效应。

六、呕逆

1. 丁香散

【方源】《太平惠民和剂局方》。

【药物】藿香、丁香各一分，人参半两。

【参考用量】藿香、丁香各0.3g，人参15g。

【用法】共为细末，每服3g。日3次。

【功效】芳香醒脾，益气开胃。

【主治】胃虚气逆证。症见呃逆不止，呕吐不定，精神羸困，吐泻不安。

【按语】胃虚气逆证不宜辛开苦降，而宜芳香理气之品，兼以甘温益气，方可对证。故方取芳香之藿香与丁香，理气化湿，醒脾开胃；又取人参益气健脾，安胃和中。三味共奏健脾开胃、和胃降逆之功。对于脾胃不和、湿浊不化之中焦困顿者，颇为适宜。笔者常将此方用于久病胃虚、时时呃逆之人。药味虽轻，但可缓缓建功。

2. 马氏止逆方

【方源】《中国当代名医秘验方精粹》。

【药物】石决明 30g，党参 30g，柿蒂 30 枚。

【功效】降逆止呃。

【主治】各种呃逆。

【按语】呃逆是一种常见病症，由膈肌痉挛引起。多数病人可以不治自愈，但有少数病人痛苦不已，需要药物或针灸治疗。此方中石决明镇肝降逆，柿蒂降逆止呕，唯党参益气养胃，以防降逆药物伤及胃气。此方为上海名老中医马瑞宣经验方。

3. 小半夏加茯苓汤

【方源】《金匮要略》。

【药物】半夏一升，生姜半斤，茯苓三两。

【参考用量】半夏 15g，生姜 24g，茯苓 10g。

【功效】和胃止呕，引水下行。

【主治】胃中水饮证。症见呕吐，心下痞，眩悸，舌苔薄白，脉弦滑等。

【按语】原方出自《金匮要略》，又见于《温病条辨》。前者所治为痰饮呕吐，心下痞满，膈间有水，时发眩晕；后者所治为阳明湿温，呕而不渴者。阳明者，胃与大肠也，凡阳明之腑，湿热内蕴，可上干头目出现眩晕，中凌于心则发惊悸，停于膈间则痞满，干预胃腑则呕吐。用半夏燥湿降逆，使水湿下行，顺其大肠而消散；茯苓淡渗，健脾利湿，药性平和，不寒不燥，可使湿热从小便中散失；生姜辛温，但为温中止呕之要药，又可解半夏之毒性。三味药之合力，可温中化饮，降逆止呕，消散痰湿，解除湿热。半夏为燥湿祛痰药，茯苓为健脾淡渗药，生姜为温胃止呕药。三味合用，健脾除饮止呕，是健脾和胃之良方。

附：小半夏汤

见于《金匮要略·痰饮咳嗽病脉证并治》，"呕家本渴，渴者为欲解；今反不渴，心下有支饮故也，小半夏汤主之"。方药为半夏一升，生姜半斤。功能化痰散饮，和胃降逆；主治痰饮呕逆证。症见呕吐痰涎，口渴或不渴，或干呕呃逆，食不得下，苔白滑，脉弦滑。半夏与生姜均能蠲饮散结而开痞，又能降逆而止呕，如此中上二焦阳气得以宣通，饮邪自无留宿之处。"呕家"是宿疾，"心下"是部位，"不渴"是反衬症状，病名为"支饮"，故取小半夏汤治之。此方可谓经方中治疗呕吐的基本方，也是基本药对。

有人认为，水气凌心之心悸，却非姜夏所能胜任，故加茯苓去水以安神。所以小半夏汤证而兼见眩悸者，当用小半夏加茯苓汤治之。

【治验】

（1）呕吐(《陈慎吾伤寒方证药证指要》)：男性，54岁。呕吐5年，所吐为痰涎清水及食物，每日必发作。伴有头晕心悸，胃脘堵闷，烦躁神疲，尿少便溏，面色黄暗无泽，痛苦病容，形体消瘦。舌质淡红，苔白而腻，脉沉滑。曾服用旋覆代赭石汤、橘皮竹茹汤等，每服即吐，无法坚持服药；曾试用针灸治疗亦无效果；屡用西药无疗效。经部队医院检查，诊断为“神经性呕吐”。脉症合参，系脾虚痰湿内阻，浊逆胃气失降。宜燥湿化痰，和胃降逆，小半夏加茯苓汤加陈皮、伏龙肝治之。方药：姜半夏 25g，生姜 5 片，茯苓 30g，陈皮 15g，甘草 10g，伏龙肝（煮水煎药）30g。水煎温服，每日 1 剂，煎 2 次，混合兑匀频服，每隔 10 分钟服一小勺，当日服尽，连服 7 剂。

（2）妊娠恶阻（《汉方诊疗三十年》）：患者为 34 岁女性，第四次妊娠。现妊娠两个月，出现恶心、呕吐，大便一天一次。投予小半夏茯苓汤加灶心土 6.0g，服药 1 周后，呕吐停止。灶心土又名伏龙肝。一般用法是将灶心土放入水中，充分搅拌，取上清液，以此水煎取小半夏加茯苓汤即成。本例用的是诸药加灶心土一起煎，有时出现呕吐时，可以少量多次冷服。

4. 大半夏汤

【方源】《金匮要略》。

【药物】半夏二升，人参三两，白蜜一升。

【参考用量】半夏 15g，人参 9g，白蜜 9g。

【功效】和胃降逆，益气润燥。

【主治】胃反。朝食暮吐，或暮食朝吐，宿食不化，吐后转舒，神疲乏力，面色少华，大便燥结，舌质淡红少津，脉细弱。

【按语】大半夏汤重用半夏降逆化浊，温胃止呕，同时又用人参、白蜜补虚润燥，温燥化浊与甘润补虚并用，是治疗虚寒胃反的基本方药。其临床指征以“朝食暮吐，或暮食朝吐”为特点。胃反呕吐病，多见于胃癌、食管癌和幽门梗阻等顽疾，凡诊为虚寒证者，可考虑用此方加减治疗。若痰多胸闷者，加瓜蒌、薤白、枳壳；兼瘀血者，加桃仁、当归、三七粉；燥而渴者，加北沙参、麦冬、石斛等。

5. 猪苓散

【方源】《金匮要略》。

【药物】猪苓、茯苓、白术各等份。

【用法】三味共研细末，为散，米饮调服 3g，每日 3 次，或水煎服。

【功效】健脾利水。

【主治】水饮致呕吐证。症见呕吐后想饮水，小便短少，舌苔白腻，或苔薄白少津。

【按语】猪苓散为健脾利水剂。呕吐后又“思水者”，说明旧饮虽去，而新饮有复发的可能，故取猪苓散治之。方中猪苓、茯苓淡渗利水，白术健脾除湿，以冀脾胃健运，水湿下行，则呕吐自愈。用散剂以冀缓缓助胃气并散水气，可谓标本并治。

七、腹痛

1. 芍药甘草附子汤

【方源】《伤寒论》。

【药物】芍药、甘草（炙）各三两，附子（炮）一枚。

【参考用量】芍药 15g，炙甘草 15g，炮附子 5g。

【功效】扶阳益阴。

【主治】阴阳两虚证。恶寒肢冷，脚挛急，或脘腹冷痛，脉微细。

【按语】此方是芍药甘草汤加炮附子而成。芍药与甘草相合，酸甘化阴；附子与甘草相合，辛甘化阳，三味合用，扶阳益阴，适于阴阳两虚证。如陈灵石云：“方中芍药、甘草，苦甘以补阴；附子、甘草，辛甘以补阳。附子性猛，得甘草而缓；芍药性寒，得附子而和，且芍、草多而附子少，皆调剂之妙，此阴阳双补之良方也。”

附：芍药甘草汤

见于《伤寒论》29条。原文说，患伤寒病出现脉浮自汗，小便次数增多，心里不安，有轻微恶寒，两脚拘急难伸，反用桂枝汤解表，这种治法是错误的。服了桂枝汤后，四肢发冷，咽喉干燥，烦躁不安，呕吐气逆，这要用甘草干姜汤治疗，以求恢复阳气；服药后手足转温的，再用芍药甘草汤治疗，两脚拘挛即能伸开。在这里，芍药甘草汤是对误治后的纠偏措施。但后世医家却将芍药甘草汤作为治疗杂病的名方。据《神农本草经》与《名医别录》记载，芍药有“除血痹，破坚积”“散恶血，逐贼血”“通血脉，利血气”的作用，可见芍药与甘草配伍，不单是补养阴血，还有通顺血脉、破除血痹的功能。无怪乎宋代朱佐将此方更名为“去杖汤”，收载于《朱氏集验方》中。其言脚弱无力，行步艰辛，服用芍药甘草汤后，可以去杖行走，故更名为“去杖汤”。

【治验】

（1）风湿性关节炎（《国医论坛》1991年第5期）：张某，男，56岁。1978年1月27日初诊。一年前因防震露宿，右腿关节疼痛，遇冷加剧，得热可减，诊为“风湿性关节炎”，转诊四川、甘肃等地，中西医多方治疗效果不佳，病情不断加重。现右腿强直冷痛，运动障碍，弯腰跛行，形寒肢冷，疲乏无力，面色白，口淡无味，食欲不佳，舌苔白腻，六脉濡弱，证属寒痹。处方：赤白芍、甘草各30g，附子15g。3剂，水煎服。服后诸症逐渐减轻，服药期间曾自觉右腿肌肉跳动掣痛，后自行缓解，原方附子用量渐增至30g，又服药十余剂，病愈八九，经善后调理痊愈。

随访数年，未再复发。

（2）四肢痿弱（《汉方治疗百话摘编》）：男性，51岁，于1964年3月6日初诊。患者于1963年12月28日发病，突然感到手足无力，于1964年1月9日住进某大学附属医院。患者两手颤抖，几乎不能做事。双足无力，搀扶着可以勉强走路，但不能下蹲与起立，腰部亦感软弱无力，自坐不稳。面色见严重贫血状，但医院不能确诊。暂时按“消瘦无力性肌肉萎缩”而治。据《集验方》记载，芍药甘草附子汤主治“脚弱无力，步行艰难”。于是投20剂。服毕，患者已能自己站立，且饮食增进，身体见胖。略加大黄，使其好转。又过1个月，患者已能自己上厕所，也能双手拿碗吃饭。再过1个月，已能在陪同下到公司上班。

2. 大黄附子汤

【方源】《金匮要略》。

【药物】大黄三两，炮附子三枚，细辛二两。

【参考用量】大黄9g，炮附子9g，细辛3g。

【功效】温里散寒，通便止痛。

【主治】寒积里实证。症见腹痛便秘，或胁下偏痛，发热而手足不温，舌苔白腻，脉象弦紧。

【按语】大黄附子汤是经方中具有特殊作用与含义的一首方。其一，它是经方中相反相成配伍的代表方；其二，它是治疗寒热内结的代表方。《道德经》云“反者道之动”。道，向着它相反的方向运动，这是老子辩证法的重要论点。反向的能量是大道成功的动力，如果没有反向的能量，就会失去动力，物体就会处于停止的状态。大黄之大苦大寒与附子的大辛大热相伍，是经方配伍中之经典。岳美中先生在谈到罗止园治疗“外疝”

方时说，“本方主药为附子、大黄，大寒药与大热药相配伍，可起激化作用，攻邪之雄猛，舍此，止痛效力当即逊色”（《岳美中医话集》）。临床实践证明，大黄与附子配伍不但对寒热互结的寒疝有显著的治疗效果，且对寒热聚结于腹部的疾患都有如期之效，包括子宫肌瘤、结肠溃疡及肿瘤、盆腔积液、泌尿系结石等。吴鞠通云“大黄之苦，合附子、细辛之辛，苦与辛合，能降能通，通则不痛也”。其用药之巧在于剂量，热大于寒者，大黄多于附子；寒大于热者，附子多于大黄。笔者将此方用于寒积肝郁之疝，每获良效。依据药性功能推演，凡因淤积所致的下腹痞胀、隐痛，诸如盆腔积液、慢性肠梗阻、尿路结石、子宫肌瘤等疾患，以此方治疗，均有效验。

【治验】寒积腹痛（《治验回忆录》）：钟大满，腹痛有年，理中四逆辈皆以服之，间或可止。但痛或一月数发，或两月一发，每痛多为饮食寒冷之所诱致。自常以胡椒末用姜汤冲服，痛得暂解。一日，彼晤余戚家，谈其痼疾之异，乞为诊之。脉沉而弦紧，舌白润无苔，按其腹有微痛，痛时牵及腰胁。大便间日一次，少而不畅，小便如常。吾曰：“君病属阴寒积聚，非温不能已其寒，非下不能荡其积，是以温下并行，而前服理中辈无功者，仅驱寒而不逐积耳。依吾法两剂而愈。”彼曰：“吾固知先生善治异疾。倘得愈，感且不忘。”即书予大黄附子汤：大黄四钱，乌附三钱，细辛一钱半。并曰：“此为《金匮》成方，屡用有效，不可为外言所惑也。”后半年相晤。据云：果二剂而瘥。嗌！经方之可贵如是。

3. 厚朴三物汤

【方源】《金匮要略》。

【药物】厚朴八两，大黄四两，枳实五枚。

【参考用量】厚朴 15g，枳实 9g，大黄 12g。

【用法】先煮厚朴、枳实，后下大黄。

【功效】行气除满。

【主治】腹胀满且疼痛，大便不通，无矢气，舌红苔黄，脉滑有力。

【按语】腹部胀满疼痛，大便闭结不通，可以用厚朴三物汤治之。这是由于风寒入腹，化热成实，内实气滞，六腑之气不通，故胀满不适。此方重用厚朴与枳实，取其行气化滞，消胀止痛；大黄后下，取其泻热通便。三药合为行气导滞、通便泻热之方。尤在泾在《金匮要略心典》中言，"痛而闭者，六腑之气不行矣。厚朴三物汤与小承气汤同。但承气意在荡实，故君大黄；三物意在行气，故君厚朴。"经临床观察，厚朴三物汤为行气导滞之品，常用于气滞腹痛，大便不通者，如急性肠梗阻、肠功能紊乱症等。与此方药物组成相同的还有厚朴大黄汤。三方因用量不同，而功效有所差异。

厚朴三物汤：厚朴八两，大黄四两，枳实五枚。厚朴为君，以行气除满为主；主治腹满疼痛，大便闭结。

小承气汤：厚朴二两，大黄四两，枳实三枚。大黄为君，以荡热导滞为主；主治下利谵语，有潮热与燥屎。

厚朴大黄汤：厚朴一尺，大黄六两，枳实四枚。厚朴、大黄为君，以逐饮荡热为主。主治支饮，症见胸腹满胀、心下时痛。

4. 大建中汤

【方源】《金匮要略》。

【药物】蜀椒二合，干姜四两，人参二两。

【参考用量】蜀椒6g，干姜12g，人参6g。

【用法】水煎取汁，加入饴糖，温服。

【功效】温中补虚，降逆止痛。

【主治】脾阳虚弱，阴寒内盛证。症见心胸中大寒痛，呕不能食，腹部有包块突起，痛时拒按，舌质淡暗，苔白滑，脉沉弦或沉紧。

【按语】大建中汤与小建中汤相比，前者温阳之力远大于后者。"腹中寒"三字，说明本证病机是脾胃虚寒，阴寒之气充斥三焦，所以会出现腹部上下疼痛不可触近，寒气冲动而腹皮凸起如头足状（有人认为这是蛔虫不安之状）；寒邪滞胃而呕不能食。如此寒甚之疾，奈何用一般驱寒剂可以治疗？其功效如冉雪峰所云："本方从建中着手，所谓病在上下，治其中也。此际补中而虚未可复，宽中而气未可通，故唯借椒、姜之大辛大温者，兴奋鼓舞，建立中气于既败之余，而重加饴糖，又复饮粥，纯在培养中焦，生生之气斡旋，迥非它项温窜之品一过无余者可比。妙在人参，可以助饴糖之培养，可以助姜、椒之兴奋，大气一转，其结乃散。人以后天谷气为本，中之阳回则上下之阳俱回，上下之阳回而中气安有不建者乎。所以谓之大也，不治痛而痛自止，不温下而下之阴除，不温上而上之阳宣，立方之妙如此。"（《历代名医良方注释》）

【治验】慢性胃炎、虚寒脘痛（《张仲景药法研究》）：杨某，男性，60岁。于1982年2月20日就诊。患者患慢性胃炎多年。此次胃痛月余。伴有嗳气，脘腹胀满，肠鸣矢气频频，食欲不振，腰痛腿酸，二便可。曾用理中汤、柴胡疏肝散、旋覆代赭汤、半夏泻心汤等，均无效果。舌质淡红，苔薄白，舌根部腻而微黄，脉象弦紧。此为中虚夹寒，改用大建中汤，以红糖代饴糖。川花椒10g，党参30g，干姜10g，红糖（分冲）30g。上药服用2剂，脘痛腹胀诸症明显减轻，食欲好转，他症亦轻。病情已愈八九，继服前方4剂，为其善后。

5. 戊己丸

【方源】《太平惠民和剂局方》。

【药物】黄连、吴茱萸、白芍各五两。

【参考用量】黄连、吴茱萸、白芍各150g。

【用法】共为细末，面糊为丸，如梧桐子大。每服20丸，浓煎米汤下，空心服，日3服。

【功效】清肝火，解肝郁。

【主治】肝火犯脾所引起的腹痛，泄利，反酸，呕恶等。

【按语】戊己丸由左金丸加芍药而成。左金丸出自《丹溪心法》，由黄连、吴茱萸组成，为治疗肝火犯胃证的主方，具有清肝火、解肝郁的功效。肝火旺则胁肋胀痛，肝火犯胃则胃失和降，故见胃痛、嘈杂、吞酸、口苦等。用黄连泻心火，“实则泻其子”，如此可以清肃肺金。肺金不燥热，就能行肃降之权。肺金清肃就能制肝木，肝木不太过，就不会去犯脾克胃，脾胃就会恢复到健康状态。增入芍药，以冀抑制肝火之旺，促使肝脾之平和。《太平惠民和剂局方》云戊己丸“治脾受湿气，泄利不止，米谷迟化，脐腹刺痛。小儿有疳气下利，亦能治之”。其所说症状主要是腹痛、泄利与消化不良等。

6. 曲术丸

【方源】《丹溪手镜》。

【药物】神曲（另包，炒）90g，苍术（另包，泔浸，炒）45g，陈皮 30g。

【用法】共为细末，生姜汁煮神曲为丸，梧桐子大。每服 6g，姜汤下。

【功效】燥湿健脾，消食化积。

【主治】食留中脘而致脘腹痛，吞酸嘈杂，或口吐清水等。

【按语】曲术丸以神曲为君，消宿食，化陈腐之积；苍术燥湿运脾，为臣；陈皮理气化滞，为佐。生姜汁温中和胃。共为消食化积，运脾和胃之剂。此方在《丹溪手镜》中有砂仁，后王肯堂去陈皮，皆名曲术丸。食积化热较重者，加连翘、黄芩、黄连等；食滞较重者，加麦芽、谷芽、山楂等；兼有脾虚者，加白术、茯苓等。

7. 加味金铃子散

【方源】《毛德西用药十讲》。

【药物】延胡索 10g，川楝子（又名金铃子）10g，九香虫 6g。

【功效】清热行气，活血止痛。

【主治】各种胸腹疼痛。

【按语】金铃子散组成为川楝子、延胡索，出自宋代《太平圣惠方》，原方主治“热厥心痛”。所谓“热厥心痛”，就是由于热郁于内，使血脉不通，故而发生心胃之痛。金铃子是寒凉药，可引心包相火下行，故心腹痛及疝气痛为之要药。但延胡索是辛苦温药，正是由于它有辛味，又是温性，辛与温结合，散结行滞的力更大，所以李时珍说，延胡索“专治一身上下诸痛”“用之中的，妙不可言”。这两味药可称为传统对药。笔者加入一味咸温之九香虫，此药具有温肾壮阳、行气止痛之效，可缓金铃子散苦寒之性；又据报道，九香虫与白芷合用，可代麝香开窍。常用此三味治疗心绞痛及顽固性胃脘痛，止痛效果比较突出。

8. 阿魏香槟丸

【方源】《蒲辅周医疗经验》。

【药物】阿魏 24g，广木香 6g，槟榔 12g。

【用法】共研细末，面糊为丸，梧子大，每服 3 丸，日 2 次。因阿魏臭、难吃，可改为胶囊装，每服 1.0g。

【功效】行气止痛。

【主治】气滞腹痛久不愈者。

【按语】阿魏，苦辛温，归脾胃二经，主要功效为消积化滞、散寒止痛、活血散瘀及杀虫等。木香行气化滞，槟榔消积散瘀。三味共奏行气、消积、止痛功效。主要用于气滞或食滞腹痛久不愈者。蒲老用此方治疗 1 例冷积痛，效果很满意。

八、腹胀

1. 栀子厚朴汤

【方源】《伤寒论》。

【药物】栀子十四个，厚朴四两，枳实四两。

【参考用量】栀子 10g，厚朴 12g，枳实 12g。

【功效】清热除烦，理气消满。

【主治】虚热扰心证。症见心烦不安，腹胀难卧，舌红，苔腻，脉滑。

【按语】栀子厚朴汤属于清热理气剂，清热可以除烦，理气可以消胀。栀子清热，厚朴理气，枳实散结，三味协力，于中、上焦之热结气滞证，颇为适宜。若热结上、中、下三焦，症见胸满、腹胀、大便不行、卧起不安者，可加大黄 9g，水煎分服，连用数剂，收效良好。

【治验】脘腹胀满(《伤寒挈要》):董某,女,37岁。病心烦懊侬,不能控制,必须跑出屋外,方得小安,并且脘腹胀满,如有物塞之状。其脉弦数,舌苔黄腻。问其大便不秘,小便则黄。辨为心胸热郁,下及于胃所致。为疏:生山栀三钱,枳实三钱,厚朴四钱。服1剂而病愈。

2. 快气汤

【方源】《太平惠民和剂局方》。

【药物】砂仁八两,甘草四两,炒香附三十二两。

【参考用量】砂仁240g,甘草120g,炒香附960g。

【用法】共研细末,每服3g,每日3次。

【功效】疏调肝气,和胃宽中。

【主治】气滞腹胀,胸膈痞塞,或不思饮食等。

【按语】快气汤,顾名思义,是行气解滞之义。原书云"治一切气病,心腹胀满,胸膈痞塞,嗌气吞酸,胃中痰逆呕吐,及宿酒不解,不思饮食"。可见,凡气滞于肝脾(胃)两经,且病痛集中于中、上二焦者,均可考虑用此方治之。香附被李时珍称为"气病之总司,女科之主帅"。可见,调理气机是其主要功能,还兼有一定的活血作用,所以又称其为"气中之血药"。砂仁行气和中,芳香醒脾,是增进食欲的主要药物。甘草益气和中。三味合力,共奏调和肝脾(胃)、开胃进食之效。

3. 理气三皮饮

【方源】《毛德西用药十讲》。

【药物】青皮6g,陈皮10g,大腹皮15g。

【功效】理气消胀。

【主治】慢性胃肠病之气滞不通者。症见脘腹胀满,虽有肠鸣但无矢气，大便不畅等。

【按语】此三味为理气消胀之品。青皮疏肝达下，陈皮调脾达中，大腹皮行气达三焦。小腹胀痛者，以青皮为主药；胃脘胀痛者，以陈皮为主药；脘腹皆胀而痛者，以大腹皮为主药。其中陈皮主行中上焦之气，而青皮主行下焦之气；陈皮有化痰之用，青皮有破积之效。三味合用，在疏理气机的基础上，又有健脾开胃之功效。服用后常有肠鸣下气之效应。

4. 五香丸

【方源】《蒲辅周医疗经验》。

【药物】五灵脂 500g，香附（去毛）500g，黑、白丑（半生，半炒微熟）各 60g。

【用法】共研细末，和匀，醋糊为丸，莱菔子大。每服 2～3g，姜汤送下，早、晚各 1 次。

【功效】行气利水。

【主治】此方能消食、消积、消痞、消痰、消滞、消肿、消痛、消血、消痢、消蛊、消膈、消胀、消闷，并治痰迷心窍。蒲老常用之于停水、停食、气郁，皆效，但需久服。

【按语】此方配伍严谨，专于行气利水。五灵脂为失笑散之主药，善治诸气不利。香附入肝、胃二经，理血气，消食积。黑、白丑（即牵牛子），古方专用之治水病，能攻积水从二便排出。古人用二丑专治水病，多是一半生用，一半炒熟，为末服之。

九、纳呆

1. 珠玉二宝粥

【方源】《医学衷中参西录》。

【药物】生山药二两，生薏苡仁二两，柿饼霜八钱。

【参考用量】生山药 60g，生薏苡仁 60g，柿饼霜 24g。

【用法】先将山药、生薏苡仁捣成粗末，煮至烂熟，再将柿饼霜切碎，调入溶化，随意吃之。

【功效】健脾补肺，开胃进食。

【主治】脾肺阴分虚弱证。食欲不振，懒于活动，虚劳咳嗽，时有阴虚内热等。

【按语】山药、薏苡仁皆为清补脾肺之药，佐以柿饼霜，凉可润肺，甘能归脾。病人服之不但可以疗病，且适口充饥。若遇阴虚汗多之证，即有不宜。

【治验】劳嗽（出处同方源）：一少年，因感冒懒于饮食，犹勤稼穑，枵腹力作，遂成劳嗽。过午发热，彻夜咳吐痰涎。医者因其年少，多用滋阴补肾之药，间有少加参、芪者，调治两个月不效。饮食减少，痰涎转增，渐至不起。脉虚数兼有弦象。知其为肺脾皆有伤损也。拟以此方，俾一日两次服之，本月痊愈。

2. 二鸡神曲散

【方源】《毛德西用药十讲》。

【药物】鸡内金 15g，鸡矢藤 10g，神曲 10g。

【用法】共为细末，1 次 5g，每日 3 次。小儿减量。白开水冲服。

【功效】健脾消食。

【主治】脾不运化，饮食不消，或食后“倒饱”，口有腐气。

【按语】此三味为健胃消食之药。鸡内金消食化石为百姓所公认，神曲的消食化积作用比较强，特别是小儿吃多了不消化，晚上睡不好觉，又容易感冒，神曲应为首选药。鸡矢藤，别名鸡屎藤、毛葫芦、五香藤等，入药用其全草，性味甘酸平，其功效为祛风活血、消食导滞、解毒止痛、除湿消肿等，可用于治疗风湿性关节炎、腹泻痢疾、肝脾肿大、瘰疬等。此三味研粉冲服或煎汤服均可，老人、小儿服用效果更好。

3. 三消饮

【方源】民间验方。

【药物】神曲 15g，生山楂 15g，生麦芽 15g。

【功效】消食，进食。

【主治】脾胃虚弱且有食滞者。如食欲减退，食之不化，或有“倒饱”。

【按语】此三味名“三消散”，又名“三消饮”，经过炮制的名“焦三仙”。在广大农村，百姓几乎都知道其是健胃消食的常用品。只是三味功效不同，神曲偏于消面食之积，山楂偏于消肉食之积，麦芽偏于消果食之积。有的地方将此方加上槟榔，名“四消散”，其消食作用更强；有的地方则加上大黄，亦名“四消散”，具有消积泻下的作用；有的地方则加鸡内金，也叫“四消散”，增强了消积药力。但对于年老体弱者，还要加一点健脾药，如白术、山药、陈皮、白扁豆等，以防消而不化，消而伤气。

第五节 肝胆系病证

一、黄疸

1. 茵陈蒿汤

【方源】《伤寒论》。

【药物】茵陈蒿六两，栀子十四枚，大黄二两。

【参考用量】茵陈30g，栀子15g，制大黄10g。

【功效】清热解毒，利湿退黄。

【主治】以黄疸为主症的肝胆疾患。症见目黄、皮肤黄、小便黄，脘腹不适，两胁胀满，不思饮食，心烦喜呕，舌质红赤，苔黄腻，脉弦滑兼数。

【按语】茵陈蒿汤是治疗病以黄疸为主要症状的方子之一。以身面俱黄，黄色鲜明，小便黄赤，脘腹胀满，舌苔厚腻为辨证要点。茵陈味苦微寒，归入脾、胃、肝、胆经，是治疗黄疸的主药，俗语"无疸不茵陈"，是说凡黄疸必用茵陈。茵陈虽然是苦寒药，但它得春气而生，具有少阳升发之气，所以它清热利湿作用虽强，但不会伤脾胃、肝胆之清气，可以放胆用之。加上栀子、大黄，能使湿热之邪从二便排出。

"无疸不茵陈"。凡黄疸必用茵陈，茵陈功效的大小主要在于用量，一般用量从30g始，逐渐加量，甚可加到200g左右。但在加大用量的时候，也要注意其苦寒药性对脾胃功能的影响。可以适当加入藿香、佩兰、砂仁、白术等。国医大师张志远在应用茵陈时，常加入田基黄30g，退黄作用更好。

现代医家常用此方治疗急性传染性肝炎、胆石症、胆囊炎、钩端螺旋体病等所引起的属于湿热郁结证的黄疸。

2. 栀子柏皮汤

【方源】《伤寒论》。

【药物】栀子（擘）十五枚，炙甘草一两，黄柏二两。

【参考用量】栀子9g，炙甘草3g，黄柏6g。

【功效】清热利湿，退黄和中。

【主治】热重于湿之黄疸。症见身热，发黄，心烦懊侬，口渴，苔黄，脉数。

【按语】对于身黄发热，无汗者用麻黄连翘赤小豆汤汗之；若有里实者，用茵陈蒿汤治之；今无可汗与可下证者，宜用栀子柏皮汤清利之。方以苦寒之栀子，清泄三焦湿热；黄柏苦寒，善清脏腑之热结，二者能使湿热从小便排出；甘草甘平和中，防栀、柏苦寒伤胃。三味配伍，以清热为主，兼以祛湿。现代常用之于急性黄疸性肝炎、胆囊炎、胰腺炎等。若大便秘结者，可加大黄、虎杖、枳实；若热重者，可加龙胆草、牡丹皮、赤芍等。

3. 退黄散

【方源】《郭士魁临床经验选集：杂病证治》。

【药物】青黛、明矾、黄连（用量比例为2:1:2）。

【用法】共为细末。每日2～3次，每次1～1.5g。

【功效】清热退黄。

【主治】慢性肝炎胆红素高且有热象者。

【按语】此方为郭士魁的经验方。主要用于黄疸性肝炎残黄不退，或慢性肝炎胆红素升高者。青黛与大青叶、板蓝根均出于一种植物，一个是叶，一个是根，一个是叶的加工品（即青黛）。其功效均为清热解毒，只是青黛不可作汤剂，只宜散剂冲服，或入丸剂服用。明矾即白矾，外用具有止痒杀虫、解毒除湿之效，内服有一定的利胆退黄作用。黄连清热燥湿、泻火解毒。三味合用，其清热退黄之力，更为明显。具体应用时，也可与利胆退黄汤剂合用，如茵陈、姜黄、金钱草、车前子、白茅根、黄柏、甘草等。

4. 秦氏方

【方源】《中国中医秘方大全》。

【药物】夏枯草60g，白糖30g，大枣30g。

【用法】先将夏枯草、大枣水煎去渣，再加入白糖，加水至500～600ml，文火煎取250～300ml，分早、晚2次空腹服下。

【功效】清热解毒。

【主治】急性黄疸性肝炎。

【按语】此方以夏枯草为主药，清泻肝胆之郁热，加入白糖、大枣以护脾胃，不使肝郁克伐脾胃，药虽简练，但功效不偏，且为常用之物，无毒副作用。

二、肝着

1. 三草降酶汤

【方源】《毛德西用药十讲》。

【药物】垂盆草15g，败酱草15g，生甘草10g。

【功效】清利肝胆，解毒降酶。

【主治】凡肝病见转氨酶升高者，均可应用。

【按语】近年来转氨酶增高的比较多，这是由于饮食中的“湿热”蕴结肝胆所致，或由于服用某些药物引起。本病治疗起来比较棘手。此方有清热、解毒、和中之效，服用一两个月，往往能收到良效。垂盆草善“利水排脓”，败酱草善“破结排脓”，甘草和中解毒。体质好者，用量大一些，其降酶作用更快。但必须戒酒，少食膏粱肥厚之品。

2. 青七矾石散

【方源】《南方医话》。

【药物】青黛、三七、明矾等量。用量依据病情而定。

【用法】共研细末。

【功效】清热解毒，燥湿化痰，活血化瘀。

【主治】急慢性肝炎。

【按语】此方为名中医的经验方。痰瘀为肝胆脾胃病的病理产物。肝藏血，体阴而用阳。肝病（病毒性肝炎），乃肝之体病也，即血分病，血不行则瘀。脾为至阴，肝病传脾，脾运失调，致使“清者不升，浊者不降，留中滞膈，瘀而为痰”。痰瘀互结，湿热疫毒阻遏不通，则发为慢性肝病。方中三味均入肝经，明矾燥湿化痰，青黛清热解毒（研究表明，明矾可以改善机体免疫功能），三七活血化瘀，且能益气护阴。三味合用，可以化痰化瘀，清热利湿，解毒软坚。急性期重用明矾与青黛；慢性期重用青黛与三七。

3. 三草煎

【方源】《浙江中医杂志》1992年第4期。

【药物】白花蛇舌草30g，金钱草20g，益母草10g。

【用法】上药加水600ml，浓煎去渣取汁400ml，加糖适量。口服，每日3次，每次100ml，连服2周为一疗程。儿童剂量减半。

【功效】解毒护肝。

【主治】急性病毒性肝炎。

【按语】此方为当代名医关幼波的验方。肝病多因湿热瘀阻，肝胆失却疏泄功能，使其毒邪蕴结于内，不得疏泄，侵犯血脉，形成恶变。白花蛇舌草有清热解毒、利湿退黄、散结消肿的功能，能有效地对抗病毒对肝细胞的炎性损害和变态反应，防止纤维化与癌变；金钱草利胆退黄，利湿解毒，能促进胆汁代谢，加快黄疸消退；益母草活血化瘀，利尿消肿，能降低血黏稠度，改善肝脏的血氧供应，使受损的肝细胞及时修复与再生。

4. 减味三石汤

【方源】《川派中医药名家系列丛书·方药中》。

【药物】生石膏 30g，寒水石 20g，滑石 30g。

【功效】清热，利湿，解毒。

【主治】迁延性肝炎、慢性肝炎辅助方。适用于慢性肝炎湿热证明显者，如合并黄疸或小便黄赤、舌苔黄腻、转氨酶持续不降等。

【按语】此方为中医名家方药中经验方。为甘寒淡渗剂，以治标为主，治疗慢性肝炎湿热证，作为辅助方使用，常与治本的一贯煎、加味异功散、加味黄精汤合用。

【治验】慢性肝炎（出处同方源）：过某，男，42 岁。1978 年 5 月初诊。患者罹患肝炎 3 年。谷丙转氨酶（GPT）长期维持在 500U/L 以上，百治不效。就诊时，肝区疼痛，疲乏无力，大便干结，小便黄赤，舌红苔黄，脉细数。查 GPT 在 500U/L 以上。辨证为肝肾阴虚，气滞血瘀。先予一贯煎加味。1 个月后症状好转，但 GPT 无变化。考虑阴虚夹有湿热，遂于原方加入减味三石汤。1 个月后查肝功能转为正常。后服用此方 3 个月，每月复查肝功能，均在正常范围。遂嘱咐停药。十余年来复查肝功能，均在正常范围。

5. 洋参三七散

【方源】《中国当代名医验方大全》。

【药物】西洋参 30g，滇三七 30～60g，鸡内金 60～90g。

【用法】上药分别研细末，混匀，分 30 包。每日 1 包，分早、晚 2 次开水冲服。1 个月为一疗程，连服 2～3 个疗程。

【功效】益气养阴，化瘀消积。

【主治】早期肝硬化，或晚期肝硬化轻度腹水，或腹水消退后好转期。

【按语】此方是福建中医学院（现福建中医药大学）著名老中医俞长荣教授自拟方，是一张益气养阴、祛瘀消积、攻补兼施的良方。若体质较差，方中三七、鸡内金用量减少，对中、重度腹水，小便不利者，宜先用十枣汤与西洋参，或当归补血汤交替服用，持续至腹水消失，再服洋参三七散2～3个月，一般疗效良好。

6. 肝脾肿大方

【方源】《北方医话》。

【药物】炙鳖甲、怀山药、生鸡内金等量。

【用法】共研细末，每服9g，每日2次。2个月为一疗程。

【功效】补气健脾，软坚散结。

【主治】肝脾肿大。

【按语】《金匮要略》云"见肝之病，知肝传脾，当先实脾"，凡肝之病，不能只着眼于肝，应当肝脾同治，而重在脾。因土可培木，亦可辅助肝的疏调。鳖甲咸寒，归脾、肝经，能滋阴除热，软坚消痞，破瘀散结，是治疗肝脾肿大的首选药；山药甘平，归肝、脾、肾、肺经，擅长补气益精，固精止泻，且寓消于补；生鸡内金甘平，归脾、胃、小肠、膀胱经，能消积化瘀，增进食欲，运化积滞。以上三味合用，颇具补气健脾、软坚消痞、疏通肝络之效。且服用方便，无论大人、小儿，均乐于接受。

三、胆病

1. 消石散

【方源】《中国当代名医秘验方精粹》。

【药物】金钱草60g，炙鸡内金6g，硝矾散3g。

【用法】水煎剂，每日1剂，分2次服用；硝矾散分3次，饭后服用。

【功效】化石消石。

【主治】胆石症。

【按语】中医学认为，凡体内结石皆因湿热郁蒸所致。金钱草为清热利湿、消石利尿之要药；鸡内金化石消石，且帮助消化以利化石；硝矾散即硝石矾石散，由芒硝、白矾组成，系《金匮要略》治疗女劳疸方。临床证实，此方治疗肝胆结石有效。

2. 茵虎黄汤

【方源】《上海中医药杂志》1981年第8期。

【药物】茵陈30g，虎杖60g，生大黄（后下）15g。

【用法】每剂煎成200ml；或制片，每片0.3g。煎剂，每次服用30～40ml，日服3～4次；片剂，每次5～12片，日服3～4次。

【功效】清热利湿，通便解毒。

【主治】胆道感染。

【按语】茵陈清热解毒，为治疗黄疸之要药；大黄通利大便，消除胃肠道之瘀热；虎杖清热利湿，通便解毒。三味合用，清热利湿，通便退黄。且大黄、虎杖均为广谱抗菌药物，能增加胆汁分泌，松弛奥狄括约肌，有利降低胆道内压，排出胆汁，缓解疼痛，消除黄疸，抑菌消炎，对胆道感染之属于气郁型或湿热型者，有明显疗效。

第六节　肾系病证

一、淋证

1. 温通汤

【方源】《医学衷中参西录》。

【药物】椒目（炒捣）八钱，小茴香（炒捣）二钱，威灵仙三钱。寒甚者，加炮附子、肉桂、干姜适量；气虚者，加人参助气分以行药力。

【参考用量】椒目24g，小茴香6g，威灵仙10g。

【功效】温通膀胱。

【主治】下焦受寒，小便不利。

【按语】小便不利，常由膀胱气化不足而致，而膀胱气化不足则由寒邪入侵下焦使然。故取椒目之滑而温，茴香之香而热，散其凝寒，以通其窍络；佐以威灵仙温窜之力，化三焦之凝滞，以达膀胱。由此膀胱之凝滞化解，小便自然通畅。

2. 泌尿三味饮

【方源】《医林五十年》。

【药物】桉树叶10g，瞿麦15g，半枝莲10g。

【功效】消炎通淋。

【主治】泌尿系感染。

【按语】此方是笔者学习麻瑞亭先生经验方得来，麻先生发现桉树叶对于泌尿系感染有特殊效果，其云“桉树叶有杀灭金黄色葡萄球菌之功效”，笔者配以瞿麦、半枝莲清热散结，用于急慢性肾盂肾炎、膀胱炎、前列腺炎等。老中医的经验贵似金，不可轻易带过。近年来，笔者以此三味作为主药，随证加减，治疗近百例泌尿系感染者，其疗效要比导赤散、八正散等传统方药好得多。

3. 火府丹

【方源】《普济本事方》。

【药物】黄芩 10g，生地黄 15g，木通 5g。

【功效】清热燥湿，通淋。

【主治】湿热淋证。

【按语】原方所治，“心经热，小便涩，及治五淋”。方中黄芩苦寒，清热燥湿；生地黄甘寒，清热养阴；木通苦寒，利水通淋而泻热。三药合用，清热燥湿而不伤阴，治疗心经蕴热、小肠热毒不消之小便短赤、淋沥涩痛，用于急性泌尿系感染。

4. 大小土茯苓熏浴剂

【方源】《中医杂志》2002 年第 10 期。

【药物】土茯苓 40g，小蓟 40g，大蒜 30g。

【用法】水煎熏洗坐浴，3～5 日为一疗程。

【功效】清热利湿，抗菌消炎。

【主治】非感染性尿道综合征。

【按语】土茯苓，甘淡平，归肝、胃经，有解毒、除湿、利关节之功效。小蓟为凉血止血、利尿通淋药，更适宜于血淋，这是它的优势。大蒜消炎杀菌。三味合力，共奏清热解毒、行气利尿之效。观察数十例，疗效甚佳。对于长期使用抗生素导致菌群失调引起的真菌性阴道炎，宜加紫草 30g。

5. 茯苓戎盐汤

【方源】《金匮要略》。

【药物】茯苓半斤，白术二两，戎盐一枚。

【参考用量】茯苓 30g，白术 10g，大青盐 2g。

【功效】清热利湿，健脾益肾。

【主治】中焦脾虚湿胜，下焦肾虚有热。症见小便不利，尿后余沥不尽，四肢乏力，身体困倦，少腹胀满，舌红苔白，脉弱。

【按语】此方治疗脾肾两虚引起的小便不利。白术健脾，茯苓渗湿，大青盐入肾而清利湿热。临床常用此方治疗膀胱结石、泌尿系感染等疾患。现代医家常将此方用于膀胱结石、泌尿系感染、肝炎等。气虚者，加黄芪、党参、黄精、当归；肾虚者，加熟地黄、怀山药、狗脊、续断；劳淋有热者，加地骨皮、白薇、桑白皮、车前子等。

二、尿浊

白及山石汤

【方源】《中医杂志》1997 年第 9 期。

【药物】白及 50g，山药、石莲子各 30g。

【功效】固护下元，摄纳精气。

【主治】小便浑浊(尿浊)。

【按语】小便浑浊(尿浊)，西医诊断为乳糜尿。病机多属脾虚气陷，肾气失护。方取白及，其性味苦甘微寒，能收敛固脱，对尿浊病久兼有尿血者尤宜；山药滋补肺金之气，兼养脾阴，以滋水之源；更取石莲子固护下元，复其摄纳脂液之权，使其固摄运化有序，则精微下注可止。

【治验】乳糜尿(出处同方源)：杜某，女，43 岁，1992 年 8 月 25 日就诊。小便浑浊，白如米泔 10 年，近 3 个月加重。时有尿浊夹血，劳累或食油腻后尤甚。舌淡苔白，脉细数。尿常规：蛋白（++），红细胞（++），尿乳糜测定阳性。证系脾肾虚亏，固摄无权，精微下注。治当固涩下元。处方：白及 50g，山药、石莲子各 30g。水煎分 2 次服，3 剂后小便转清；连服 1 个月，尿无浑浊，尿常规正常，乳糜定性持续阴性。后只用白及末，连服 3 个月而愈。随访 1 年未见复发。

三、癃闭

通关丸

【方源】《兰室秘藏》。

【药物】黄柏（酒炒）二两，知母（酒炒）一两，肉桂一钱。

【参考用量】黄柏 60g，知母 30g，肉桂 3g。炼蜜为丸，1 次 8g，每日 3 次。

【功效】滋肾坚阴，引火归原。

【主治】湿热蕴结膀胱。症见癃闭不通，小腹胀满，或尿道涩痛。

【按语】通关丸，又名滋肾丸、滋肾通关丸，是李东垣的经验方。此方针对肾阴不足、湿热蕴结下焦而设。肾水不足，法当壮水制火，故取黄柏补肾水，泻相火，使阴分不伤；知母滋阴润燥，且能清肺金而降火，二药合用，为“补水之良剂”。肉桂反佐，引火归原，使阴分足而火归原处，肾中阴阳平衡，自无湿热之患。原文云“治不渴而小便闭，热在下焦血分也”，指出病变部位在下焦少阴肾，故又名“滋肾丸”；又云“如小便利，前阴中如刀刺痛，当有恶物下为验”，显然是泌尿系感染所出现的症状。

四、遗尿

1. 缩泉丸

【方源】《妇人良方大全》。

【药物】乌药、益智仁、山药各等量。

【用法】共为细末，酒煮山药末糊为丸，如梧桐子大。每服6～10g，米饮送服。

【功效】温肾止溲。

【主治】虚寒性小便频数、失禁及遗尿。

【按语】方中益智仁补肾助阳，固精缩尿，为君药；辅以乌药温肾散寒，助膀胱气化；佐以山药益肾固精，补益脾胃。主要用于治疗小儿或成人遗尿，也可以用于老人、妇女及病后虚弱所引起的小便失禁。《魏氏家藏方》缩泉丸，由乌药、益智仁、川花椒、吴茱萸组成，其功能、主治与此方相同，临证可资参考。

2. 陈氏缩尿方

【方源】《中国当代名医秘验方精粹》。

【药物】炙麻黄10g，五味子10g，益智仁10g。

【功效】固肾缩泉。

【主治】遗尿。

【按语】此方为陈氏自拟经验方。小儿肾气未充，禀赋不足，气化不及州都，膀胱约束无力，故而尿床。方用麻黄开泄腠理；五味子酸敛卫气，辛散与酸收，正合肺之呼吸有序；益智仁为温肾固精缩泉专药。如此三味，固肾缩泉，遗尿自除。

五、尿崩

缩泉汤

【方源】《大医经验方与养生经》。

【药物】金樱子 15～50g，乌药 8～10g，益智仁 10～15g。

【功效】补肾固精，散寒涩便。

【主治】肾气不固之小便频数（尿崩症）。

【按语】此方为国医大师李文瑞经验方。由缩泉丸（乌药、益智仁）加金樱子而成。李老用金樱子最大量为 60g，一般在 30g 左右。用重剂是为突出它的收缩固精作用。在具体应用时，或可增添桂枝加龙骨牡蛎汤，以冀平衡阴阳，固守精气。

【治验】尿崩症（出处同方源）：65 岁，女性，患尿崩症 6 个月，经李老用缩泉汤治疗，10 剂即明显好转。后用原方的 10 倍量，研为细末，服用月余，病告痊愈。

六、遗精、阳痿

1. 封髓丹

【方源】《医宗金鉴》。

【药物】砂仁一两，黄柏三两，炙甘草七钱。

【参考用量】砂仁 30g，黄柏 90g，炙甘草 21g。

【用法】共研细末，炼蜜为丸，如梧桐子大，空腹送服 10g。

【功效】坚肾泻火，封髓止遗。

【主治】相火妄动而致梦遗失精，兼治口腔溃疡等。

【按语】封髓丹是治疗男子遗精、早泄的名方。方中黄柏苦寒，泻火坚阴，为君药；砂仁芳香，调和脾胃，以散湿邪，为臣药；炙甘草调中益气，为佐使药。

此方虽为泻火剂，但寒中有温，不伤胃气，对湿热上扰之口疮亦有良好效果。口腔溃疡不算大病，但给病人带来不小的痛苦。蒲辅周先生认为，“此证有属中虚脾热者，常常用封髓丹，取‘补土伏火’之义，而收效甚捷”（《蒲辅周医案》）。中虚则水中之阴火无所抑制，便上炎而发为口疮。由此可见，封髓丹不仅泻相火而固精，且能治虚热上炎之证。余受启发，每遇复发性口疮或相火上炎之证，他如结膜炎、鼻窦炎、咽炎、耳鸣等，必随证用之，其疗效多能如期。

2. 邹氏止遗方

【方源】《中国当代名医秘验方精粹》。

【药物】五倍子、海螵蛸、龙骨各等量。

【用法】共为细末，水泛为丸，如枣核大。每夜睡前用 1 丸填脐内，外用辅料覆盖。

【功效】固涩止遗。

【主治】遗精。

【按语】方中五倍子、海螵蛸、龙骨均有固涩止遗作用，三药相伍，既能补益肾精，又能抑制相火妄动。对各种遗精均有疗效。

3. 玉锁丹

【方源】《验方新编》。

【药物】五倍子一斤，茯苓四两，龙骨二两。

【参考用量】五倍子 500g，茯苓 120g，龙骨 60g。

【用法】共研细末，和匀，水糊为丸，如梧桐子大。每服 70 丸，食前盐汤送下。每日 3 次。

【功效】收敛涩精。

【主治】肾精亏虚，心气不足，思虑太多，真阳不固，小便白浊，梦中遗精，骨节拘痛，盗汗虚损等。

【按语】玉锁丹，顾名思义，就是以固锁肾精为主要目的的中成药。五倍子，又名文蛤，其内多虫，故名百虫仓。此方为收涩剂，既能敛肺止咳，又能固精止遗。茯苓淡渗利浊，只有浊气去，精气方能内守。龙骨收涩精气，且能安神。三味合力，在安神利浊的基础上，达到收敛涩精的功效。现在临床上很少能买到玉锁丹，但可以用此配伍拟成汤剂或颗粒冲剂服用，可达到同样的治疗效果。

4. 香芷起痿散

【方源】《中医杂志》2000 年第 3 期。

【药物】白芷 120g，当归 90g，蜈蚣 30 条。

【用法】共研细末，分 30 包，每次 1 包，每日 2 次，早、晚温开水送服。

【功效】兴阳起痿。

【主治】阳痿。

【按语】此方为山东省成武县中医医院祝远之的祖父所收集的民间验方。主药为白芷，其性味辛温，为阳明经专药，《日华子本草》谓其“补胎漏滑落，破宿血，补新血，长肌肉”。药理研究认为，白芷可以兴奋中枢神经，激发活力，利机关，舒宗筋，兴阳事。当归辛苦温，养血温阳。蜈蚣通络解毒。三味合力，专起阳痿。

【治验】阳痿（出处同方源）：刘某，42 岁，于 1995 年 10 月 2 日就诊。曾患胃溃疡而行胃穿孔手术，术后身体虚弱，阳事不起，曾用五子衍宗丸、赞育丹、归脾汤、附子理中丸等治疗，历经3个月，终不能达到坚韧之势。经用归脾汤加白芷15g煎服，阳事能举。继予香芷起痿散善后。

七、肾病

1. 白茅根汤

【方源】《名医名方录》。

【药物】白茅根30～60g，薏苡仁15～30g，赤小豆15～30g。

【用法】水煎服。每日1剂，上下午各服1次。

【功效】清利湿热，滋养阴津。

【主治】肾炎水肿之湿热伤阴证。

【按语】肾炎水肿，是由于肾气不化，湿热潴留，久之伤及肾阴所致。治疗当以清利湿热为主，兼以滋养肾阴。此方主药白茅根性味甘凉，功能清利湿热而不伤阴，堪称治疗湿热伤阴水肿之佳品。它既能凉血，又能清气，无论气分或血分湿热伤阴证，均有良效。佐药薏苡仁与赤小豆，亦属清热利湿而不伤阴之良药。三味合用，功效尤著。此方久经临床应用，常获高效稳效，无以平淡而忽之。李时珍赞云白茅根"良药也，世人以微而忽之"，其对白茅根之钟爱跃然纸上。此方为全国著名中医学家万友生先生的经验方。其加减应用如后：

初起恶寒，发热脉浮者，合麻黄连翘赤小豆汤；日久肾阴虚者，合用六味地黄汤；脾胃气虚甚者，合用参苓白术散；腰痛甚者，加用桑寄生、杜仲、续断各15～30g；蛋白尿难消者，加黄芪、白术各30～50g，蚕茧10～15g，甚者用参茸末（红人参、鹿茸等量，研末）5～10g。

2. 白果芡实糯米粥

【方源】《中华效方汇海》。

【药物】白果 10 枚，芡实 30g，糯米 30g。

【用法】水煎为粥。每日 1 次，10 日为 1 个疗程，间歇服 2～4 个疗程。食量少者，芡实、糯米可用 15～20g。

【功效】补肾固精。

【主治】慢性肾炎，蛋白尿日久不消者。

【按语】此方为南京中医药大学附属医院王刚医生经验方。白果与芡实，均有补肾涩精、通利小便的功效。慢性肾炎正气虚弱而蛋白尿日久不消者，服之效果良好。可将此粥作为慢性肾炎蛋白尿之辅助疗法，长期间歇服用。

3. 大黄牡公汤

【方源】《中医杂志》1988 年第 3 期。

【药物】大黄（后下）、牡蛎、蒲公英各 30g。

【用法】共煎出药液 200～400ml，保留灌肠，每日 1 次。平均灌肠 8～17 日。治疗前后，检测尿素氮、血肌酐与血钾值。

【功效】泻下解毒，清热利湿。

【主治】慢性肾衰。症见不同程度的乏力软弱，厌食纳差，呕恶，面色苍白，舌体淡胖，苔厚腻或浅黄，脉虚大或细弱。全部病例伴有酸中毒。

【按语】国内应用大黄为主药灌肠治疗慢性肾衰，取得了肯定的临床疗效。本方的主药亦是大黄，大黄具有泻下解毒、荡涤肠胃、推陈致新及活血化瘀等功能。用之得当，正如《本草正义》所言，能“除邪而不伤正气”。牡蛎咸寒，渗湿利尿；蒲公英清热解毒，不伤胃肠。药理研究表明，大黄灌肠，不仅能使粪氮排出量增加，还能阻止氨基酸从肠道吸收，所以此方主要药力取决于大黄的泻下解毒作用。

第七节　气血津液病证

一、消渴

1. 消渴方

【方源】《丹溪心法》。

【药物】黄连末 3g，天花粉末 3g，生地黄汁 10ml。

【用法】将三味药加藕汁 10ml、牛乳 10ml 调服。

【功效】滋阴生津，清热止渴。

【主治】消渴病。症见口渴多饮，小便频多，舌质红赤，苔薄白而干，脉数。

【按语】生地黄、黄连治疗消渴病，源于孙思邈的“《千金》地黄汤”，朱丹溪加用天花粉及藕汁、牛乳，重在滋阴泻火。现今临床上所用的消渴丸、玉泉丸、降糖舒等中成药，其主要成分均有生地黄、天花粉，可以说是在朱丹溪“消渴方”的基础上加减演变而来的。兼气虚者，可以加用生黄芪、生山药、生白术，以补益肺脾肾之气，有利于补气生津。

2. 参五胶囊

【方源】《吕承全学术经验精粹》。

【药物】西洋参 50g，五倍子 50g，五味子 50g。

【用法】共研细末，装 0 号胶囊备用。每次 4 粒，每日 3 次，饭前口服。

【功效】益气养阴敛津。

【主治】2 型糖尿病血糖异常升高者。

【按语】此方是河南中医学院已故吕承全教授经验方。方中五倍子性收敛，《世医得效方》记载其治疗消渴有良效；西洋参益气养阴，生津止渴；五味子酸敛，酸甘化阴，益气敛阴。三药均有降血糖之功效，且五味子有保肝降酶作用。三者相伍，经临床观察，不仅降糖作用较佳，而且未发现肝功能损伤。有肝功能损伤者忌用，使用者要执行糖尿病饮食。

3. 人参知母甘草汤

【方源】《北方医话》。

【药物】人参 15g，知母 30～40g，甘草 15g。口渴甚者，加天花粉 20g、麦冬 15g、沙参 20g、玉竹 20g；腰酸痛者，加山药 20g、枸杞子 15g；有外感者，加金银花 25g、连翘 20g。

【功效】滋阴清热。

【主治】消渴（糖尿病）。

【按语】《黄帝内经》云“二阳结谓之消”，张子和云“三消当从火断”，说明消渴病当从阳明热盛立论。此方主药为知母，性味苦寒，善清肺胃之热；质润，可滋阴燥，为治疗消渴之要药。且知母非用大量不能奏效，一般用 30～40g 效果较好。人参益气生津，甘草和中。一般服用 6 剂后，其口渴、饥饿感、多饮、多尿等症即可消失，血糖水平亦会下降。

二、气郁痰结

三橘通络饮

【方源】《毛德西用药十讲》。

【药物】橘核 10g，橘叶 10g，橘络 10g。

【功效】理气通络散结。

【主治】因肝气郁结所出现的结节、囊肿、息肉、脂肪瘤等。

【按语】此三味均取之于橘，均以疏肝理气见长。橘核理气、散结、止痛作用突出；橘叶以“散阳明、厥阴经滞气”（《本草纲目拾遗》）为长，适用于乳房结块及其络脉瘀阻；橘络作用缓和，善于疏理中焦气滞，有化痰湿之功。三味合用，以疏肝理气、通络止痛、散结消胀为目的，常用于乳腺增生、甲状腺结节、子宫肌瘤或身体某处有囊肿及赘生物者。

三、痰浊

1. 首乌山楂决明丸

【方源】民间验方。

【药物】何首乌 300g，山楂 500g，决明子 200g。

【用法】上药干燥后粉碎过 100 目筛，炼蜜为丸，每丸重 10g。每次 1 丸，每日 2 次，用温开水送服。

【功效】滋阴通脉，降脂。

【主治】高脂血症。

【按语】高脂血症多为血瘀、肝肾亏损所致。此方具有补益肝肾、活血化瘀之功。吉林医学院（现合并至北华大学）金庆医师临床用此方治疗高脂血症数例，无不效者，但以服药 30～90 日为宜。

2. 决明山楂饮

【方源】《中医杂志》1998 年第 12 期。

【药物】生决明子 30g，生山楂 20g，葛根 20g。

【功效】化瘀，消食、降脂。

【主治】血脂过高者。

【按语】决明子清肝凉血，生山楂消食化积（尤以消肉食之积明显），葛根改善血液循环。三味合用，对高血脂乃至高血压均有调节作用。

3. 化瘀降脂饮

【方源】《毛德西用药十讲》。

【药物】绞股蓝 15g，银杏叶 10g，生山楂 30g。

【用法】水煎服，或水煎代茶饮。

【功效】降脂，降压。

【主治】高血压，高脂血症。

【按语】绞股蓝在民间用于清热解毒、凉血消炎，治疗痈疽肿毒、肺痨咯血等，而近年来发现其有降脂、降压、调节心律、改善血液循环等作用；银杏叶亦有降脂、降压作用；生山楂活血降脂功效明显。三味合用，沸水冲泡，频频饮用，有降脂、降压、化瘀之功，为民间常用验方。如果大便干结者，则不宜用生山楂，可用炒莱菔子 15g 代之。

四、虚劳、虚证

1. 玉屏风散

【方源】《世医得效方》。

【药物】炙黄芪一两，防风一两，炒白术二两。

【参考用量】炙黄芪 30g，防风 30g，炒白术 60g。

【用法】共研细末，混合为散剂。每服 9g，生姜 3 片，水煎服。

【功效】益气护卫，健脾益肺。

【主治】脾肺气虚证。易患风寒感冒，或易患上呼吸道感染，或常自汗出，恶风畏寒，或易患荨麻疹，病后气虚难复等。

【按语】玉屏风散是补脾益肺的代表方之一。它的具体临床指征为体弱多病、气虚多汗、脾虚腹泻、易患感冒等。黄芪甘温益气，固表止汗，为主药；白术健脾益气，护卫止汗，为辅药；佐以防风，走表祛风，助黄芪益气御风，助白术升举清阳。《本草纲目》引李杲之言，曰“防风能制黄芪，黄芪得防风其功愈大，乃相畏而相使者也”。黄芪得防风，固表而不恋邪；防风得黄芪，祛邪而不伤正。三药配伍，犹如御风的屏障，而又珍贵如玉，故名之曰“玉屏风散”。临床广泛将此方用于变应性鼻炎、支气管哮喘、肺心病缓解期、慢性胃肠炎、慢性阻塞性肺疾病、慢性肾炎等的治疗。

岳美中在谈到玉屏风散时说：“我院蒲辅周老师（用玉屏风散）治疗这种病证，用散剂，每日服 9g，坚持服到 1 月，不独汗止，且疗效巩固，不再复发。我才恍然悟到，表虚自汗是较慢性的肌表生理衰弱症。想以药力改变和恢复生理，必须容许它由量变到质变，3～5 帖汤剂，岂能使生理骤变？即复，也是药力的表现，而不是生理的康复。”考蒲辅周用玉屏风散，白术量超过黄芪量。白术是脾胃药而资其健运之品，脾健则运化有权，慢性病注重培本，是关键问题。

邓铁涛在谈到玉屏风散时说：“玉屏风散不仅能止汗，而且能预防外感。对于体弱表虚易患感冒者尤为适宜。”邓老曾建议某中医院按照一定比例（防风、黄芪各 30g，白术 60g）制成玉屏风散，每用 10～20g，水煎服，每日 1 剂，服 15～30 日，以取代丙种球蛋白，治容易感冒之患者（该地喜用丙种球蛋白成风）。事后了解，据说有相当好的效果。

2. 牡蛎散

【方源】《太平惠民和剂局方》。

【药物】麻黄根、煅牡蛎、黄芪各一两。

【参考用量】三味药各 30g。

【用法】共研细末，每服 10g，小麦百余粒，煎汤送服。

【功效】益气固表，敛阴止汗。

【主治】诸虚不足，或突然虚弱，津液不固，体常自汗，夜卧更甚，久而不止，身体枯瘦，心悸惊惕，气短烦倦，舌苔淡白少华，脉象无根。

【按语】牡蛎散为益气收敛剂。方以黄芪补益肺气，护卫固表，为主药；煅牡蛎益阴潜阳，咸寒敛汗，为辅药；麻黄根专主止汗，为佐使药。若佐以浮小麦 30g，养心阴，清心热，疗效更好。主要用于气虚自汗症，亦可以用于气虚引起的遗精、早泄，或妇人白带过多等症。

3. 生脉散

【方源】《医学启源》。

【药物】人参 10g，麦冬 15g，五味子 6g。

【用法】水煎服，或作散剂服用。

【功效】益气养阴，复脉宁心。

【主治】心肺气阴两虚证。症见心悸，怔忡，气短，自汗，乏力，舌质淡红，苔薄而干，脉虚略数。用于各种心脏病的气阴两虚证。

【按语】若追其源，生脉散源于李东垣老师张元素的《医学启源》，该书在麦门冬下有这样一段文字："麦门冬……加五味子、人参二味，为生脉散，补肺中元气不足，须用之。"李东垣在《内外伤辨惑论·暑伤胃气论》中说："圣人立法，夏月宜补者，补天真元气，非补热火也，夏食寒者是也。故以人参之甘补气，麦门冬苦寒泻热补水之源，五味子之酸清肃燥金，名曰生脉散。"由于暑病多伤及气阴，症见"脉虚、自汗、身先热、背后冷、面垢、烦渴、手足厥冷、体重"，俗称"暑温八症"。这八大症中多数为心肺气阴两虚之症，如脉虚、自汗、背后冷、烦渴、手足厥冷等，所以后人将其列为治疗心肺气阴两虚之主方。具有补气不燥、滋阴不腻的特点，可为心肺病补益方之主。但真正将生脉散列入虚劳门的是明代吴昆，他在《医方考》中专立生脉散条，言"人参、麦冬（去心）、五味子（炒），等分。气极者，正气少，邪气多，多喘少言，此方主之"，并指出"肺主气，正气少，故言少；邪气多，故多喘。此小人道长、君子道消之象也。人参补肺气，麦冬清肺气，五味敛肺气，一补一清一敛，养生之道毕矣"。在此，吴昆打破了生脉散专治中暑的藩篱，大胆将其应用于气阴两虚之虚劳。使生脉散（饮）成为治疗气阴两虚的主方。

清代医学家唐容川在《血证论》中评价生脉散是"清燥救肺汤之先声"。清燥救肺汤由清代名医喻嘉言所拟，为挽救肺燥之名方。唐氏所言并不为过，生脉散确有滋阴保肺的功效，这与人参益肺气、麦冬生肺津、五味敛肺气有着密切关系。

邓铁涛先生治疗冠心病之心阴虚证，一般以生脉饮为主方。心动过速者，加玉竹、柏子仁、丹参；期前收缩脉促者，加珍珠层粉 2g 冲服；心阴虚夹瘀者，加瓜蒌、薤白；兼瘀血者，加桃仁、红花或三七末 2g 冲服。

若气虚偏重，还可加入保元汤（黄芪、肉桂、炙甘草、人参），名为保元生脉饮，已具扶心阳的作用。若加入四逆汤，为抗休克合剂，用于心衰，有回阳救逆、益气养阴之功。依据计算机辅助分析，在治疗气阴两虚型心脏病方剂中，丹参、麦冬、五味子、党参、黄芪、赤芍等中药使用频率较高，其中就含生脉散之三味药。

4. 贞元饮

【方源】《景岳全书》。

【药物】熟地七八钱，甚者一二两；炙甘草一二三钱；当归二三钱。呕恶或恶寒，加煨姜三五片；如气虚脉微至极者，急加人参随宜；如肝肾阴虚，手足厥冷，加肉桂一钱。

【参考用量】熟地黄24～60g，炙甘草10g，当归10g。

【功效】滋补肝肾。

【主治】由肝肾阴血不足引起的证候。症见气短似喘，呼吸急促，提不能升，咽不能降，气道噎塞，病势垂危。

【按语】此方主治由于肝肾亏损引起的气道噎塞，势在垂危之证。张景岳云："常人但知为气急，其病在上，而不知元海无根，亏损肝肾，此子午不交，气脱证也。尤为妇人血海常亏者最多此证，宜急用此饮以济之缓之，敢云神剂。"

5. 三鲜饮

【方源】《医学衷中参西录》。

【药物】鲜白茅根（切碎）四两，鲜藕（切片）四两，鲜小蓟二两。

【参考用量】鲜白茅根120g，鲜藕120g，鲜小蓟60g。

【用法】水煮，代茶饮之。

【功效】清热滋阴止血。

【主治】虚劳病(痰中带血)。

【按语】张锡纯在《医学衷中参西录》中,列有二鲜汤(鲜白茅根、鲜藕)与三鲜汤,三鲜汤是二鲜汤加鲜小蓟而成。二鲜汤主治虚劳病痰中带血,三鲜汤主治为二鲜汤证兼有虚热者。白茅根善清虚热而不伤脾胃,鲜藕善化瘀而兼滋新血,二味合用为涵养真阴之妙品。二味皆为中空之物,均能利水,可使泛上之血徐徐下行。小蓟善清血分之热,止血热上行,小蓟尤胜。

另据张锡纯说,小蓟茎中生虫,即结疙瘩如小枣,若取其鲜者十余枚捣烂,开水冲服,治吐衄之因热者,甚效。

【治验】虚劳病(出处同方源):邻村李心泉,余之诗友也。曾告愚曰:"余少年曾得吐血证,屡次药不效,后得用小蓟疙瘩便方,服一次即愈。因呼之谓清凉如意珠。真药中之佳品也。"

6. 海枣方

【方源】《中国中医秘方大全》。

【药物】海参(干品)50g,大枣 10 枚,猪骨 200g。

【用法】加水炖服。每日 1 剂,10 日为 1 个疗程,每疗程间隔 2~4 日。

【功效】补血养阴,生津润肺。

【主治】再生障碍性贫血。

【按语】海参性温,味咸,具有补肾益髓、养血润燥的作用,与大枣、猪骨配合使用,可以增强补血能力。

7. 土丹汤

【方源】《中国中医秘方大全》。

【药物】土大黄 30g,丹参 15g,鸡内金 10g。

【功效】健脾益胃，补血化瘀。

【主治】缺铁性贫血。

【按语】土大黄凉血止血，且有促进骨髓造血功能，有利于血小板生长，用量10～20g，最多30g；丹参养血活瘀。

8. 黄鹤血汤

【方源】《中国中医秘方大全》。

【药物】土大黄9g，仙鹤草30g，鸡血藤30g。气虚，加黄芪9～15g、党参9～15g；血虚，加当归9～15g、阿胶9～15g；食欲不振，加白术9～15g、焦三仙各9g；便秘，土大黄可加至12～15g。

【功效】补血行血，凉血止血。

【主治】血小板减少症。

【按语】土大黄、仙鹤草均有升高血小板计数的作用，鸡血藤养血活血。此方对血小板降低者疗效较好。

9. 芪枣杞子茶

【方源】《邓铁涛审定中医简便廉验治法》。

【药物】黄芪100g，枸杞子30g，大枣10枚。

【用法】将上药加水浸泡30分钟，将水滤出再加新水1200ml煎煮，先大火煮沸，后改小火煮30分钟，榨渣取汁，装入热水瓶中保存。每日多次饮用，代茶饮之。

【功效】益气生精。

【主治】重症肌无力Ⅰ型、Ⅱa型及其他神经肌肉病变。病属脾胃虚弱、气阴不足者，症见神疲无力，四肢懈怠，气短胸闷，纳呆腹胀，大便溏薄或干结，面色萎黄。

【按语】重症肌无力属于中医“虚劳”“解㑊”等病症范畴，多与脾肾虚弱有关。邓老在治疗重症肌无力方面积有丰富的经验。芪枣杞子茶虽然是一个茶剂，但对这种疑难杂病亦是不可忽视的疗法。黄芪大补元气，枸杞子大补阴精，大枣益气生血。邓老善用黄芪治疗重症肌无力，他认为："该病最大特点是肌肉无力，因脾主肌肉，故此是脾胃气虚之证，并由虚至损，且与五脏有关。治疗上紧抓脾胃虚损这一病理中心环节，重用黄芪以补气升陷，同时针对兼夹之证调理五脏，重补脾胃，以运四旁，促病痊愈。"（邱仕君《邓铁涛用药心得十讲》）

【治验】重症肌无力（出处同方源）：彭某，男，36岁。因右眼睑下垂3个月，于1997年3月就诊。自诉1996年12月感冒后出现右眼睑下垂，历时3个月，逐渐加重，朝轻暮重，劳累后明显。时有咀嚼无力，上高楼则双下肢沉重，有时下蹲后起立困难，视物偶见重影。到深圳、广州等多家医院检查，后被某医院神经科诊为重症肌无力Ⅱa型，口服溴吡斯的明（每片60mg，每次1片，每日3～4次），能维持轻工作，基本生活自理，但有时反复和加重。

1997年8月请中医治疗。查见右眼睑中度下垂，面色不华，上肢平举试验阳性。四肢无力，纳呆，视物朦胧，右眼球外展活动稍受限。舌淡有齿痕，少苔，脉细弱。诊为脾胃虚弱，气阴不足。方用补中益气汤化裁，重用黄芪，加枸杞子、太子参、山萸肉，加减治疗2个月，病情明显好转，溴吡斯的明由每日4片减至每日2片。

由于患者好饮茶，遂要求医者开茶方长期饮用。处方：黄芪120g，枸杞子30g，大枣10枚。每日代茶饮之。先后饮用3个月，停用西药，6个月后隔日1剂，9个月后每周1～2剂，1年后停用，而后酌情短期服用。随访至今，生活、工作如常。

10. 地黄醴

【方源】《景岳全书》。

【药物】怀熟地八两，沉香一钱（或白檀香三分），枸杞子四两。

【参考用量】怀熟地黄 250g，沉香 3g，枸杞子 120g，用白酒（高度酒）500ml，浸泡 10 日后饮用。饮完后可再用白酒 500ml 浸泡 15 日，饮用。

【用法】原方炮制法：每味药取一斤，用高烧酒十斤浸之，不必煮，浸十日后，即可饮用。饮完后，药物可再加六七斤酒，浸十五日余，继续饮用。

【功效】补益男女精血。

【主治】男女精血不足，营卫不充。

【按语】张景岳善用地黄补益精血，他的“新方八阵·补阵”共计 29 首方，其中用地黄者 23 方（用熟地黄 22 方），故后人送他雅号为“张熟地”。他称熟地的功效为“大补血衰，滋培肾水，填骨髓，益真阴，专补肾中元气，兼疗藏血之经”。还说，熟地黄“能补五脏之阴”，“诸经之阴血虚者，非熟地不可”。他对熟地黄的应用可谓娴熟之至。枸杞子也是张景岳喜用的补益药品，他称枸杞子“味重而纯，故能补阴；阴中有阳，故能补气，所以滋阴而不致阴衰，助阳而能使阳旺”，其功为“明耳目，壮神魂，添精固髓，健骨强筋，善补劳损，尤止消渴”。由于熟地黄与枸杞子补阴尤甚，故配以沉香行气醒脾，以行药力。

11. 清解三味饮

【方源】笔者经验方。

【药物】天花粉 15～30g，蒲公英 15～30g，石斛 10～15g。

【功效】清热解毒，滋阴醒脑。

【主治】凡因热邪（包括风热、湿热、热毒、阴虚内热等）所引起的头晕、头痛、眼昏、咳嗽、耳鸣、口腔溃疡、口臭、面部痤疮、结节、鼻衄、牙疼等，均可选用。

【按语】此方为笔者常用经验方。一般将天花粉列为滋阴药，这种认知有点偏颇。考天花粉味甘苦，性微寒，功效清热生津，消肿排脓，《镌补雷公炮制药性解》云其“主肺火盛而喉痹，脾胃火盛而口齿肿痛，清心利小便，消痰除咳嗽，排脓消肿，生肌长肉，止渴退烦热，补虚通月经”。可见，天花粉外可消肿排脓，内可生津止咳；上可消痰除喉痹，中可止渴长肌肉，下可滋阴通月经。蒲公英清热解毒，善消乳痈肿痛，为治疮疡之要药，但近年来本品又常被用于痰热咳嗽、肺痈、肠痈及肝胆疾病等的治疗。石斛甘寒，是常用的滋阴清热药，其滋阴作用比较广泛，可以滋胃阴，滋肺阴，滋肝肾之阴，也可以增肠液，益心阴，降血脂。三味药合用，无碍胃、碍肺之弊。凡辨证有阴虚热象者，均可以在基本方药中加入清解三味饮，可使疗效更为显著。

五、血证

1. 泻心汤

【方源】《金匮要略》。

【药物】大黄二两，黄连、黄芩各一两。

【参考用量】大黄 6g，黄连、黄芩各 3g。

【功效】清热，泻火，止血。

【主治】邪火内炽，迫血妄行，以致吐血、衄血、大便秘结、溲赤等；或湿热内蕴发为黄疸，或湿热上冲而致目赤肿痛，口舌生疮，或外科疮疡，必见舌红苔黄，脉数有力。

【按语】此方为治疗邪火内炽证的基础方。凡因火炽所致之吐血、衄血、呕血，以及火热上攻之目赤肿痛、口舌生疮，均可用泻心汤治之。邪火指征为舌质红赤、苔黄、脉数有力。条文中所说的“心气不足”，当有别论，若是真正的“心气不足”证，此方绝非能用。有人讲“心气不足”是心阴不足，有点牵强附会，不足为凭。大黄、黄连、黄芩三味，在《神农本草经》中均有记载。皆为苦寒药，主热病。由于此三药具有清热泻火的功能，所以可以“令人不忘”（黄连），可以“下血闭”（黄芩），可以“安和五脏，推陈致新”（大黄）。三味药的作用概括为“釜下抽薪”（陈修园语）四字。这些功能在经方中得到了充分的印证与发挥。

附：大黄黄连泻心汤

由大黄、黄连二味组成。其所治为“心下痞，按之濡，其脉关上浮者”。这是由于热邪壅滞在胃腑所致。由于热邪不重，所以不用水煎剂，而用沸水浸泡饮之，欲其轻扬清淡，以涤上焦之热邪。

【治验】

（1）鼻衄(《聂氏伤寒学》)：宋某，男，20岁。经常鼻衄，甚则晨起洗脸时稍动就会出血，伴有口干尿赤、便燥等症，脉滑数，舌尖红、中间黄苔。证属心胃火盛，损伤阳络。取大黄6g，黄连6g，黄芩9g，2剂。以麻沸汤浸泡取汁，顿服。药后鼻衄得止，数月后未见再发。

（2）热痞(《刘渡舟临证验案精选》)：王某，女，42岁，1994年3月28日初诊。心下痞满，按之不痛，不欲饮食，小便短赤，大便偏干，心烦口苦，头晕耳鸣。西医诊断为“植物神经功能紊乱”。舌质红赤，苔白滑，脉来沉弦小数。此乃无形邪热痞于心下之证，与大黄黄连泻心汤以泻热消痞。取大黄 3g，黄连 10g，沸水浸泡片刻，去渣而饮。服 3 剂后，心下痞满诸症爽然而愈。

2. 柏叶汤

【方源】《金匮要略》。

【药物】侧柏叶、干姜各三两，艾三把。

【参考用量】侧柏叶 15g，干姜 6g，艾叶 6g。

【功效】温经止血。

【主治】吐血不止，面色萎黄，舌淡苔白，脉弱。

【按语】此方主治以虚寒出血证为宜。指征为出血不止，面色萎黄，精神萎靡，气短乏力，舌淡脉弱。方以艾叶温经止血，侧柏叶凉血止血，二者共为君药。干姜温中散寒，与艾叶配伍，增强其温经止血之功。侧柏叶性凉，可以监制干姜、艾叶之温热性，使不过热而伤阴。现代常用于慢性支气管炎、支气管扩张、肺结核等引起的咯血，溃疡病、慢性结肠炎引起的便血，肝硬化引起的呕血，痔疮出血，月经过多等。

【治验】胃溃疡吐血（《历代名医经方一剂起疴录》）：段某，男，38 岁，1960 年初诊。患者旧有胃溃疡病，并有胃出血史。就诊前 20 日粪便隐血试验阳性。近因疲劳过度，加之公出逢大雨受冷，饮葡萄酒 1 杯后突然发生吐血不止，精神萎靡，急送某医院，检查为胃出血。决定立即施行手术治疗。而其家属不同意。后请蒲辅周先生会诊。蒲老用《金匮要略》柏叶汤治之。

处方：侧柏叶 9g，炮干姜 6g，艾叶 6g。浓煎取汁，兑童便

60ml，频频服之。次晨吐血渐止。原方加西洋参 12g 以益气摄血，三七（研末吞）6g 以止血消瘀，频频服之。后经过温运脾阳，益气养血，粪便隐血试验阴性，食眠俱佳，嘱其停药，以饮食调养为度。

3. 秘红丹

【方源】《医学衷中参西录》。

【药物】大黄一钱，肉桂一钱，生赭石六钱。

【参考用量】大黄 3g，肉桂 3g，生赭石 18g。

【用法】将大黄、肉桂末和匀，用生赭石末煎汤送下。

【功效】伐肝和胃，降逆止血。

【主治】肝郁生火，胃气上逆所引起的吐血、衄血，有热象可查者。

【按语】张锡纯云：“平肝之药，以桂为最要，肝属木，木得桂则枯也，而单用之则失于热；降胃止血之药，以大黄为最要，胃气不上逆，血即不逆行也，而单用之又失于寒。若二药并用，则寒热相济，性归和平，降胃平肝，兼顾无遗。况俗传方原有用此二药为散治吐血者。用于此证，当有捷效，而再以重坠之药辅之，则力专下行，其效当更捷也。”

【治验】咳嗽痰血：《医学衷中参西录》中载有一例，年近三旬女性，患咳嗽，痰中带血，剧时大口吐血。前医曾用滋阴宁嗽降火等方药罔效。自言常作生气恼怒之梦，怒极或梦中哭泣，醒后必然吐血。张氏认为是肝胃气逆所致，取用秘红丹治愈。

4. 溃疡止血粉

【方源】《国家级名医秘验方》。

【药物】乌贼骨 3 份，白及 2 份，参三七 1 份。

【用法】共研细末。每服 5～10g，日服 2～3 次，温开水送下。

【功效】收敛止血，制酸止痛。

【主治】上消化道出血属脾虚不摄者。症见胃脘隐痛，吞酸，嗳气，便血等。

【按语】此方是名老中医谢昌仁的经验方，是一首良好的收敛止血剂，无论寒证热证均可使用。乌贼骨既可制酸，又能止血；白及有止血生肌之功；参三七化瘀止血。三味共奏收敛止血、活血化瘀、制酸止痛、生肌护膜的功效。本品适宜于虚多实少者，若胃热偏盛，实多虚少者慎用。

【治验】溃疡病（出处同方源）：潘某，男，32 岁。患胃痛多年，经钡餐造影检查，诊断为“十二指肠壶腹部溃疡”。此次解柏油样大便约 600g，粪便隐血试验阳性（++++）。症见面色少华，神疲无力，口干喜热饮，四肢欠温，纳谷不馨，大便色黑如柏油状，日行 1 次，舌苔薄白，脉濡。证属中阳不运，气不摄血，血从下溢。治以益气摄血法。用溃疡止血粉 60g，每服 10g，每日 3 次。另用溃疡止血方：黄芪 15g，太子参 12g，白术 6g，炙甘草 5g，当归 6g，白芍 10g，阿胶珠 10g，地榆炭 10g，侧柏叶炭 10g，乌贼骨 12g，煅龙、牡各 15g。2 剂，每日 1 剂。经治疗 2 日，大便转黄，粪便隐血试验转阴，精神较佳，纳谷亦馨。

5. 桃花汤

【方源】《伤寒论》《金匮要略》。

【药物】赤石脂一斤，干姜一两，粳米一升。

【参考用量】赤石脂 25g，干姜 6g，粳米 25g。

【功效】温养脾胃，涩肠止利。

【主治】虚寒性下利脓血。症见下利不止，有脓血便，色暗不鲜，日久不愈，腹痛喜按，舌苔淡白，脉微弱无力。

【按语】桃花汤为治疗大便脓血的良方。主治脾肾阳虚所致下利脓血，腹痛喜按喜温等症。方因赤石脂色红，煎成汤后色如桃花，故名桃花汤。此方主治虚寒血痢证，以久痢便脓血、色暗不鲜、腹痛喜按喜温、苔白脉细为证治特点。陈修园说："此为利伤中气，及于血分，即《内经》阴络伤则便血之旨也。桃花汤姜、米以安中益气，赤石脂入血分而利湿热，后人以过涩疑之，是未读《本草经》之过也。"国医大师何任说："赤石脂温涩止利，止血生肌，故为君药；干姜大辛大热，温中散寒，止血止利，为臣药；粳米甘平，养胃和中，助赤石脂、干姜固肠胃，为佐使药。方中赤石脂色似桃花，又名桃花石，为此方君药，故以桃花名汤。"

现代医家常用此方治疗慢性结肠炎、慢性痢疾，也可用于十二指肠溃疡、宫颈炎出血等症。

《普济方》由此方去粳米，加高良姜、五灵脂，名桃花丸，功能化瘀止泻，温中祛寒，主治泄泻不止。

【治验】滑脱痢疾（《江西医药》杂志 1965 年第 9 期）：倪某，男性，51 岁，于 1959 年 9 月 3 日就诊。患者下痢日久，便下白垢，清澈不多，有时随矢气而出，难以自禁。精神困倦，里急后重不甚。舌苔薄白。拟温中固涩法，投以桃花汤。赤石脂 30g，淡干姜 9g，粳米 1 撮，诃子肉（煨）3 枚。服用 2 剂痢止，后以异功散调理而愈。

6. 尿血方

【方源】《中国当代名医秘验方精粹》。

【药物】生地龙 40 条，生大蓟 150g，白糖 150g。

【用法】将地龙洗去泥土，置清水内，加入 3～5 滴食用植物油，使其吐出腹中泥土，如此反复 2 次，至腹中黑线消失呈透明状为止。然后置于干净钵子内，撒上白糖，不久地龙就化为糖汁。另取大蓟煎水，煮沸 5～10 分钟，趁滚沸时冲入地龙糖汁中即成。空腹趁热尽其量而饮。

【功效】凉血止血。

【主治】血尿。

【按语】此方为老中医刘洪范经验方。方中地龙清热凉血，据研究，地龙具有丰富的蛋白质，撒上白糖化成糖汁，生成了人体容易吸收的水解蛋白。人之尿血实系输尿管某处有了创口，血液外溢所致。蛋白质对修复血管的创口与加强凝血机制颇有裨益。方中大蓟为清热凉血止血之常用药，且有消肿敛口之效。故而此方可起到良效。

【治验】血尿（出处同方源）：吴某，女，19 岁。1973 年 8 月 24 日初诊。开始尿中带血，后渐至全程血尿，多方治疗无效。经各种检查，病因仍不确定。身体日渐消瘦，至卧床不起，食欲不振，每次小便后盆中形成血块，靠输血输液维持生命。投以上方，停止输血输液，下午 5 时尽其量饮 1 大杯，血尿即少大半，当晚 9 时又服 1 大杯，尿中略有带血，次日早、中、晚各服 1 次，肉眼血尿消失，回家后未服其他药物。愈后随访，未再发。

7. 马鞭草方

【方源】《中国中医秘方大全》。

【药物】马鞭草 30～60g，生地榆 30g，大枣 5 枚。

【功效】清热消炎，凉血止血。

【主治】血尿。

【按语】马鞭草以清热止血见长，生地榆为凉血止血药，大枣温养气血。三味合力，具有清热消炎、凉血止血之效。笔者常用此方治疗泌尿系感染尿中带血者，或者镜下血尿者。若加用鲜藕节效果更好。

8. 白云地散

【方源】《中国中医秘方大全》。

【药物】云南白药 1g，白及 1g，地榆 1g。

【用法】共研细末，混合，每次 3～4g，每日 3～4 次，吞服。

【功效】止血消瘀，定痛生肌。

【主治】上消化道出血。

【按语】云南白药止血散瘀，白及止血生肌，地榆凉血止血。三味合力，功能为凉血止血散瘀，消肿定痛生肌。适宜于胃炎、单纯性溃疡合并出血，以及不宜手术的胃癌合并出血者。

9. 化血丹

【方源】《医学衷中参西录》。

【药物】花蕊石（煅，存性）三钱，三七二钱，血余炭（存性）一钱。

【参考用量】花蕊石 10g，三七 6g，血余炭 3g。共研细末，分 2 次用开水送服。

【功效】调血止血。

【主治】咯血、衄血及二便出血。

【按语】张锡纯认为，“三七与花蕊石同为止血之圣药，又同为化血之圣药，且又化瘀血而不伤新血，以治吐衄，愈后必无他患”。血余炭有补血之功，又有止血之力。三味合用，既治吐衄，又治妇女癥瘕。常被张锡纯用来治疗出血病症。

【治验】大便下血（出处同方源）：一童子，年十五，大便下血，数月不愈，所下大便若烂炙，杂以油膜，医者皆不治。后愚诊视其脉，弦数无力。随取生山药轧细作粥，调血余炭六七分服之，日2次，旬日而愈。

六、汗证

1. 清热止汗散

【方源】《毛德西用药十讲》。

【药物】浮小麦30g，霜桑叶30g，地骨皮15g。

【功效】清热止汗。

【主治】自汗与盗汗。

【按语】对于汗证，不论是气虚自汗，还是阴虚盗汗，都首选此三味，名曰“清热止汗散”。三味用量可以大一些，均可用到30g。气虚自汗合用玉屏风散；阴虚盗汗合用二至丸，加知母、黄柏。若是产后大汗不止，则加入麻黄根、炮附子，以温阳增卫气，固表止阴耗。笔者老师张文甫先生在其《妇科歌诀》一书里记有一首治疗产后大汗的方，其歌诀是这样写的：产后大汗如水泼，重用附子八钱多，黄芪白芍亦需用，麻黄用根一大握。笔者曾用此方加上浮小麦、霜桑叶治疗1例产后汗出不止者，大约服用30余剂，汗出基本停止。

2. 五郁散

【方源】《中国中医秘方大全》。

【药物】郁金30g，五倍子9g，蜂蜜适量。

【用法】将郁金、五倍子研为细末，用时取10～15g，用蜂蜜调成药饼 2 块(以不流动为宜),贴两乳头上,用纱布固定,每日换药 1 次。

【功效】疏肝解郁,收敛止汗。

【主治】自汗。

【按语】此方为经验方。书中认为,自汗原因很多,但主要因素是肝失疏调,开合失司。故取郁金疏肝解郁,五倍子收敛止汗。蜂蜜既是辅料,又是润养皮肤之剂,有利于营卫的开合而止汗。

第八节　肢体经络病证

1. 三妙丸

【方源】《医学正传》。

【药物】苍术、黄柏、牛膝(原方无剂量)。

【参考用量】苍术 10g,黄柏 10g,牛膝 10g。

【功效】燥湿健脾,清热强筋。

【主治】湿热痹与湿热痿等。

【按语】二妙丸为痿痹的代表方。方以苍术苦温燥湿健脾,黄柏苦寒清利湿热,合之功能燥湿清热,主治下肢痿痹或湿浊疮疡等症状。虞抟在其《医学正传》中,将二妙丸加入一味牛膝,名三妙丸,功能清热利湿。主治湿热下注,两足麻木,或如火烙之热。而清代张秉成在《成方便读》中,将二妙丸加入怀牛膝、薏苡仁,名四妙散,功能清热利湿。主治湿热下注,两足痿弱麻木,肿痛不止。笔者更喜用《医宗金鉴》的加味二妙散治疗湿热痹、痿诸症,随证加减,每获良效。原方为:苍术、黄柏、防己、当归、川萆薢、龟板、牛膝、秦艽。原书歌诀为：加味二妙湿热痿，两足痿软热难当，防己当归川萆薢，黄柏龟板膝秦苍。

【治验】红斑性肢痛症(《北方医话》)：男性，症见双足微麻浮肿，有灼热感，热水浴后灼热麻木加重，以冷毛巾敷之则舒，稍后双足出现密集红斑，米粒大小，触之不碍手，着鞋袜或行走时灼热如刺，入夜尤甚。伴心烦懊恼，大便溏薄，小便黄赤。脉弦细而弱，舌红隐紫，润而无苔。形盛体胖，湿热内蕴，复因热浴，湿热浸渍，内外合邪，痹阻经络所致。用三妙散加白茅根、木通等，服用3剂，疗效已显。服12剂，诸症痊愈。

2. 三藤汤

【方源】《毛德西用药十讲》。

【药物】青风藤、海风藤、络石藤各15g。

【功效】祛风胜湿，通络止痛。

【主治】风湿性颈肩腰腿痛。

【按语】此三味皆可祛风湿、通经络。青风藤善通一身之经络，络石藤善通一身之筋脉，海风藤善祛一身之风湿，三味合力，共奏祛风除湿、通络止痛、消除郁胀之效。三藤汤主要用于风寒湿痹，症见腰膝酸软、关节肿胀、筋脉拘挛、屈伸不利等。若加入秦艽、威灵仙二味，其止痛效果可能更快一些。三味还可煎煮外洗，以助药效。

3. 刘氏着痹方

【方源】《中国当代名医秘验方精粹》。

【药物】防己40g，薏苡仁100g，黄柏15g。

【功效】清热利湿，通利关节。

【主治】着痹。

【按语】此方为刘级三经验方。风湿着于经络，湿重风轻，使气血流通不畅，故关节疼痛，痛有定处。重用防己、薏苡仁除湿，使湿邪流动不居，利于消散；另有黄柏清热燥湿，湿去热清，着痹自除。

4. 邓氏降尿酸方

【方源】《邓铁涛用药心得十讲》。

【药物】木瓜 10～15g，老桑枝 15～30g，白茅根 10～15g（鲜品 30～60g）。

【功效】清热化湿利尿，舒筋活络止痛。

【主治】以降尿酸为主，亦可治疗湿性关节疼痛，筋挛足痿等。

【按语】木瓜酸温气香，酸能入肝，舒筋活络，温香入脾，能醒脾和胃化湿，助消化，用于治疗湿痹脚气，关节肿痛等；桑枝以通经活络为主；白茅根善于清肺胃之热，且能生津止渴，又能凉血止血，且有利尿作用，可以导热下行。邓老用此方降尿酸甚效。亦可代茶饮，频频饮用。

5. 补肾通络饮

【方源】《毛德西用药十讲》。

【药物】熟地黄 15～30g，生麻黄 5g，白芥子 10g。

【功效】补肾通络。

【主治】下肢出现的麻木、疼痛、瘀胀，以及静脉曲张等。

【按语】此三味为阳和汤的主药。熟地黄补肾增髓，生麻黄与白芥子为辛温通络药，特别是搜细络之风痰，是其他药难以比拟的。笔者用此三味治疗下肢寒滞细络，肾髓不充，如下肢静脉曲张、糖尿病足、风湿病、足跟痛等。以下肢疼痛、麻木为主症者，熟地黄用量可达30g，白芥子用量10～15g，生麻黄用量5g为宜。熟地黄有腻胃之嫌，一般加用砂仁或陈皮以佐之，可使熟地黄容易消化与吸收。

6. 仙桃丸

【方源】《串雅内编》。

【药物】生川乌、五灵脂各四两，威灵仙五两。

【参考用量】生川乌、五灵脂各120g，威灵仙150g。均洗净晒干，为末，酒糊为丸，如桐子大(一丸约0.24～0.32g)，每服7～9丸，盐汤下。忌饮茶。

【功效】祛风散寒，活血通络。

【主治】痹证。症见手足麻痹，或瘫痪疼痛，腰膝痹痛，或打扑伤损，闪肭痛不可忍。

【按语】此即古方乌龙丹，以威灵仙易麝香耳。仙桃丸为“铃医”治疗跌扑内伤、左瘫右痪、风寒湿痹及手足麻木的仙药。原方配伍用生川乌，不可用制川乌代，生川乌有大毒，搜风入骨、散寒通络之力强，但要慎用；威灵仙通行十二经脉及奇经八脉；五灵脂能散内伤瘀血，止痛效果非凡；用酒为丸，增强活血通络功效。

此丸药有毒性，应按其体质虚实而用。能饮酒者用黄酒送下，忌酒者用淡盐汤送下，服药期间忌饮茶。如果出现中毒现象，如口舌、四肢及全身麻木，脉搏减缓，即为中毒，迅速用绿豆汤或生黄豆、黑豆磨浆服下即解。

7. 鹿角丸

【方源】《三因极一病证方论》。

【药物】鹿角片(酥炙黄)30g,炮附子60g,桂心3g。

【用法】共为细末,酒糊为丸,如梧桐子大,盐汤送下3～6g,空腹服用。

【功效】补肾温阳。

【主治】肾虚伤冷,冷气入背,其痛如掣,苔白,脉迟。

【按语】肾气虚而不固,则寒凉之邪入肾,故局部有冷痛之苦。方用鹿角片温补肾阳,附子、肉桂温阳散寒,三药协力,扶正而祛邪。用盐汤引药入肾,用酒糊畅旺血行,更有利于发挥药力。

8. 青娥丸

【方源】《太平惠民和剂局方》。

【药物】核桃仁三十枚,杜仲、补骨脂各六两。

【参考用量】核桃仁300g,杜仲、补骨脂各180g。

【用法】古人用蒜膏为丸,如梧桐子大。每服30粒,空腹盐汤送下。

【功效】补肾壮腰。

【主治】肾虚,风冷乘袭,或坐卧湿地,或劳役过度,或风寒相搏,致令腰痛,起坐不利,或腰似有物所坠。

【按语】青娥丸具有壮筋骨、活血脉、乌须发、益颜色的作用。核桃仁、补骨脂、杜仲三味具有温补肾气的功效,核桃仁又有填补肾髓之力。大蒜辛温,通阳温肾。诸药配合,补肾壮腰。现代常用于腰肌劳损、产后腰痛、恶寒腰冷、性功能减退等病症。

《丹溪心法》青娥丸,由核桃仁、杜仲、补骨脂、干姜四味组成,功能温肾散寒止痛,主治肾虚腰痛。

第九节 肿瘤

1. 吴氏胃癌方

【方源】《中国当代名医秘验方精粹》。

【药物】

1 号方：乌梢蛇粉适量。研为细末，每日 2 次，每次 3g，温开水送下。

2 号方：乌梢蛇粉、土鳖虫各等份。研为细末，每日 2 次，每次 3g，温开水送下。

3 号方：乌梢蛇粉 420g，土鳖虫 90g，蜈蚣 90g。研末，炼蜜为丸，每丸重 3g。早、晚各服 1 丸，温开水送下。

【功效】通络解毒抗癌。

【主治】胃癌。

【按语】此方为陕西吴禹鼎教授经验方。主要用于胃癌，其他肿瘤亦可应用。经研究，乌梢蛇、土鳖虫、蜈蚣均有明显的抗癌活性，也是传统软坚化癥之良药。

2. 丝瓜络汤

【方源】《湖南中医杂志》1986 年 1 月。

【药物】丝瓜络 30g，夏枯草 30g，甘草 10g。

【用法】水煎服。1 个月为 1 个疗程，服用 2～3 个疗程。

【功效】疏散郁结，活血通络。

【主治】甲状腺腺瘤。

【按语】此方为湖南省湘潭市中医医院汤新民祖传效方。丝瓜络以通络见长，夏枯草有显著的清热散结作用，甘草解毒。

药仅三味，疗效突出。

3. 补骨脂升白散

【方源】《中医杂志》2002 年第 6 期。

【药物】补骨脂、当归、黄芪各等份。

【用法】共研细末，每服 6g，每日 3 次，温开水送服。

【功效】补肾，益气，生血。升白细胞，改善心肌缺血，降血脂。

【主治】白细胞减少，心肌缺血，高脂血症。

【按语】补骨脂为壮阳补肾药，当归为补血佳品，黄芪为益气生血药，三味合用，具有升白细胞、改善心肌缺血、降血脂的综合作用。用补骨脂与丹参各等份，制成丸剂，每次 4g，每日 3 次，黄酒送服，对改善心肌缺血有益。另用补骨脂与泽泻等份，研末送服，每次 4g，每日 3 次，对痰湿浊阻型高脂血症疗效显著。

第二章
外 科

一、急腹症

1. 调胃承气汤

【方源】《伤寒论》。

【药物】甘草(炙)二两,芒硝半升,大黄四两。

【参考用量】大黄12g,芒硝12g,炙甘草6g。

【功效】缓下热结,以和胃气。

【主治】胃肠燥热证。症见大便不通,或见口渴口苦,蒸蒸发热,腹中胀满,舌苔黄腻,脉滑数。

【按语】调胃承气汤是“三承气汤”(大承气汤、小承气汤、调胃承气汤)中药力比较缓和的方子。它仅仅显示出腹部的痞与满,而燥、实不太明显。君药大黄是泻热积的;芒硝为臣药,是润肠软坚的;甘草和中,为佐使药。医者常用以治疗轻度的急腹症,如见大便不通、微有发热、腹部胀满、舌苔薄黄腻等。

2. 小承气汤

【方源】《伤寒论》。

【药物】大黄四两,厚朴二两,枳实三两。

【参考用量】大黄12g,厚朴6g,枳实9g。

【功效】轻下热结。

【主治】阳明腑实证。

【按语】小承气汤是将大承气汤去掉芒硝，减少厚朴、枳实用量而成。它的症状比较轻，不若大承气汤热势那么重，其燥实也不如大承气汤严重，所以不用芒硝。其谵语也只是说胡话而已，不如大承气汤的“独语如见鬼状”“发则不识人”等。

无论伤寒、温病，凡见阳明腑实证，如大便不通，腹满或痛，舌苔黄腻，脉象滑实，均可选用此方治疗。余见舌苔黄腻而厚，大便不通或不爽者，径直选用此方，黄腻苔消退得快，腹部痞满亦会有好转。这种黄腻苔可以见于多种病症，如伤食症、外科急腹症、外感高热症、脑血管病、精神科疾病等，正如吴又可所说，“殊不知承气本为逐邪而设，非专为结粪而设也”。只要有利于祛邪，是否有燥粪，不是唯一标尺。这样就扩大了承气汤的应用范围。

现代药理研究证明，小承气汤具有促进胃肠蠕动、增强肠道推进功能及抗炎、利胆等作用。

有人将“三承气汤”的适应证概括为“燥、实、痞、满”。大承气汤证为“燥、实、痞、满”具备；小承气汤证为“燥、实、痞”；而调胃承气汤证为“燥、满”。

民国名医田净意在《瘟疫安怀集》中，将三承气汤歌诀编为“大承气汤五钱黄，朴实二钱三钱芒；小承气汤芒硝去，甘草硝黄调胃汤”。

【治验】大便不通伴脱肛（《伤寒名医验案精选》）：李某，女，8 岁，1991 年 8 月 3 日初诊。其父代诉：患儿自 1990 年患痢疾后，大便经常不通畅，排便时直肠脱出肛外。近 7 日因感冒咳嗽而加重，行走时肛门亦脱出。微烦，小便数，午后潮热，口渴，大便秘，脘腹痞满。观其形体壮实，询知嗜食辛辣煎炒食物。面赤唇红，肛门脱出，红肿，舌红苔黄，脉实有力。证属气滞腑实型。治以降气通便。方用小承气汤加减：枳壳 10g，槟榔、大黄(后下)各 8g，厚朴 5g。水煎服。3 剂后，大便通畅，肛脱减轻。原方去大黄，再进 10 剂后，肛脱痊愈。随访 6 个月，未见复发。

3. 大陷胸汤

【方源】《伤寒论》。

【药物】 大黄六两，芒硝一升，甘遂一钱匕。

【参考用量】 大黄 10g，芒硝(后下)10g，甘遂末(冲服)1g。

【用法】 原方后有"得快利，止后服"，是说此方为泻热逐水之峻剂，用之当中病即止，以免伤正。

【功效】 泻热逐水。

【主治】 水热互结之结胸。心下疼痛拒按，按之硬，或心下至少腹硬满疼痛，大便秘结，日晡潮热，舌燥而渴，苔黄腻或水滑苔，脉象沉紧有力。

【按语】 结胸病是由于太阳表证误下，致热邪内陷，与水互结，为实证，为热证，为里证。结胸者，结于胸中，连于心下。轻者为小结胸病，重者为大结胸病。小结胸病，仅见心下硬满而痛；大结胸病，则从心下至少腹硬满而痛不可近。大结胸汤取甘遂攻逐水饮，泻热破结，为君药；大黄、芒硝荡涤胃肠，泻热软坚，为臣佐之药。药虽三味，泻热与逐水并施，使水热之邪从大便排出，为泻热逐水之峻剂，不可妄投。

关于此方用法，聂惠民《聂氏伤寒学》提出 3 点事宜：①此方煎服方法需注意先煎大黄，去滓后纳芒硝，煮一二沸，后纳甘遂末，不去滓，温服。②甘遂为此方主药，须以末冲服，才能充分发挥药效；因为甘遂泻下的有效成分难溶于水，故入丸散剂则效大；据原方剂一钱匕的要求，今用1g左右为宜。③此方泻热逐水峻猛，一般以体质壮实为宜，中病即止，防伤正气。

4. 大黄莱菔子汤

【方源】《中国中医秘方大全》。

【药物】大黄9g，木香9g，炒莱菔子12g。

【用法】砂锅内加水300ml，先煮炒莱菔子15分钟，再放入木香、大黄煎煮10分钟，取药液150ml，分2次服下，或从胃管注入。每日1剂，分2次用；重者日2剂，分4次服用。

【功效】通下理气。

【主治】单纯性肠梗阻，手术后肠麻痹，老年性粪便阻塞。

【按语】此方大黄苦寒泻下，木香理气通滞，莱菔子下气消食。三味协力，专走肠道，力主下焦，药性不峻，无伤正气，可供老年人与体弱者使用。狭窄性肠梗阻或有狭窄趋势者，禁用此方。

5. 通肠油

【方源】《吕承全学术经验精粹》。

【药物】当归30g，小茴香30g，麻油250g（成人量）。

【用法】先将麻油置于锅中加热，再将当归、小茴香加入油内，煎炸至焦黑，去药渣留油，待油凉后，即可服用。每服1勺后，略停片刻，再服1勺，如此缓缓服下。

【功效】润肠通便，理气止痛。

【主治】早期肠梗阻。

【按语】此方为名老中医吕承全(1917—1997)的经验方。麻油甘凉,润燥滑肠,解毒杀虫;当归补血活血,润肠通便;小茴香理气止痛,杀虫避秽,还能解除肠道嵌顿。故此方具有润肠通便、活血化瘀、理气杀虫之功,可以使塞去滞通,肠道复畅。若肠梗阻时间较长,特别是绞窄性肠梗阻或可能发生肠坏死者,不宜用此方。

二、淋巴结结核

1. 刘氏散结方

【方源】《中国当代名医秘验方精粹》。

【药物】蜈蚣 30 条,全蝎 100g,白芥子 15g。

【用法】共为细末,分为 30 包。每包再分为 2 份,每份装入 1 个鸡蛋内,搅匀,蒸熟,称为药蛋。每日早、晚各 1 个,30 日为 1 个疗程。

【功效】利气豁痰,消肿散结。

【主治】淋巴结结核。

【按语】蜈蚣、全蝎为虫类药物,均具有祛风解毒、化瘀散结、通络止痛之功效。白芥子辛窜豁痰通络,亦有止痛散结作用。三味合力,共奏利气豁痰、消肿散结之功。

2. 消瘰丸

【方源】《医学心悟》。

【药物】玄参、煅牡蛎、贝母各四两。

【参考用量】三味药各 120g,共为细末,炼蜜为丸,每服 9g,开水送服,日 2 次。

【功效】滋阴清热,软坚散结。

【主治】瘰疬（即淋巴结肿大及体表组织的结节、囊肿、增生等）。

【按语】瘰疬者，即淋巴结肿大。程钟龄云“肝主筋，肝经血燥有火，则筋急而生瘰。瘰多生于耳前后者，肝之部位也。其初起即宜消瘰丸消散之”。玄参苦咸寒，滋阴泻火，能散瘰疬、散痰核、散瘿瘤，《药性赋》云其具有“散瘿瘤瘰疬”之功，《本草纲目》谓其“消瘰疬亦是散火”，为主药；牡蛎咸平微寒，化痰软坚散结，为辅药；贝母苦寒，清热化痰散结，具有“治项下瘤瘿疾”之力，为佐药。三味合力，共奏清热化痰、软坚散结之功效。

现代常用此方治疗颈淋巴结结核、甲状腺功能亢进、甲状腺炎、急性淋巴结炎等。若肿块大而坚，加大牡蛎用量，另加夏枯草、昆布、海藻；痰火盛者，加全瓜蒌、蛤粉；阴虚火旺者，重用玄参，加牡丹皮、知母；肝郁气滞者，加柴胡、青皮、香附；大便秘结者，加生白术、火麻仁、决明子。

【治验】乳腺瘤（《南方医话》）：姚某，男性，65岁。1975年9月23日初诊。原患冠心病，3月前右乳生一包块，大如鸡卵，质硬，按之可移。某医院诊为“乳腺瘤”，劝其手术，因患冠心病不愿手术。刻诊见舌质暗红，舌边有瘀斑，苔黄腻，脉弦滑。证属痰气凝结，血络瘀阻。拟方疏肝理气，化痰软坚，活血通络。方药：玄参15g，生牡蛎15g，浙贝母9g，加用海藻、海浮石、白芥子等。出入加减，服用60余剂，包块消失，胸憋闷刺痛亦减轻，未见复发。

三、结石

1. 苎麻二金汤

【方源】《中国中医秘方大全》。

【药物】苎麻根 60g，海金沙 30g，金钱草 15g。大便不通者，加大黄 10g、滑石 20g；呕吐者，加藿香 10g、半夏 10g；血尿明显者，加白茅根 20g、鲜生地黄 20g。

【功效】清热利湿，通淋排石。

【主治】泌尿系结石。

【按语】苎麻根凉血止血，利水通淋，为此方主药；金钱草、海金沙均为清热利湿、通淋排石之品。此方对下焦湿热内结，有尿频、尿急、尿痛之苦者，比较适宜；对肾虚久病者，不大适宜。

2. 淫羊藿金冬汤

【方源】《中医杂志》1999 年第 12 期。

【药物】淫羊藿 75g，金钱草 60g，冬葵子 20g。

【功效】补肾壮阳，清热利湿，利尿排石。

【主治】泌尿系结石。

【按语】此方是在温阳的基础上发挥苦寒清热排石药的作用。而且温阳药淫羊藿用量较大，与金钱草、冬葵子的用量几乎相等，这说明拟方者既注意到结石之“表”，又注意到形成结石之“里”，表里并重，结石排出后就不易复发。

【治验】肾结石（出处同方源）：易某，女，39 岁。罹患腰胀痛，右侧为甚，疼痛呈阵发性加剧，向右少腹放射，尿频尿黄，排尿时有中断，纳呆，舌淡、苔白，脉缓。B 超提示右肾相当于上组肾盏内有一约 0.5cm 大小的强光点，下方伴有声影；左肾未见异常。B 超诊断为“肾结石”。尿常规见白细胞 0～1 个 /HP，草酸钙结晶（++++）。中医辨证为湿热久蕴成石。方用八正散加赤芍、鸡内金、金钱草，服用 10 剂，未见效果。改用淫羊藿金冬汤。服药 6 剂后，腰痛减轻，小便通畅。守方续服 10 剂后，小便时觉有物坠落尿浊中，余症消失。复查B超，双肾正常，尿常规亦正常。

四、精癃

1. 贝母汤

【方源】《中国中医秘方大全》。

【药物】贝母25g，苦参25g，党参25g。

【功效】化痰软坚，益气通淋。

【主治】前列腺增生之排尿困难。

【按语】贝母消肿散结，苦参清利湿热，党参益气健脾。三味有泻有补，泻中寓补，用药不繁，无伤正气。故可信可用。

2. 保元通闭汤

【方源】《中国中医秘方大全》。

【药物】生黄芪100g，滑石30g，琥珀30g。

【用法】先将黄芪、滑石加水适量，煎2次，取药液和匀，再将琥珀研粉兑入，分2次空腹服下。

【功效】益气补肾，化湿通淋。

【主治】前列腺增生，尿潴留。

【按语】黄芪甘温益气，健脾补肾；滑石、琥珀化瘀通淋，以开其流，疏其路，标本并治，尿路通畅。对中老年人尤宜。

3. 蛇床子散

【方源】《中医杂志》2000年第8期。

【药物】蛇床子50g，大黄60g，肉桂20g。

【用法】共研细末，每服6g，每日2次。

【功效】温肾壮阳。

【主治】慢性前列腺炎。

【按语】中医认为慢性炎症多为虚证，本证即是。故此方取蛇床子壮阳温肾，肉桂温阳益肾；唯大黄苦寒，以泻积热，并防温药太过伤阴。寒温并用，温肾与泻火并行，愈病而不伤肾。

五、痔疮、脱肛

1. 椿根白皮煎

【方源】《中国中医秘方大全》。

【药物】椿皮 120g，绿豆芽 120g，生白萝卜 120g。

【用法】先将绿豆芽、生白萝卜榨取鲜汁，加入切碎的椿根白皮，水 1.5 碗，煎至 1 碗，滤汁去渣，冲入黄酒 60g，临睡前温服。小儿酌量。

【功效】清热、化湿、止血。

【主治】内痔、息肉痔、直肠溃疡等引起的便血。

【按语】椿皮清热燥湿，有收敛止血作用，配用绿豆芽、白萝卜汁，可加强清热止血作用。

2. 枣榴皮煎

【方源】《中国中医秘方大全》。

【药物】老枣树皮 6g，石榴皮 6g，明矾 4.5g。

【用法】上药共煎取 300ml 药液，待微温，用脱脂棉球蘸药液洗脱出部分。每日 2～3 次。

【功效】收敛固脱。

【主治】脱肛。

【按语】老枣树皮具有显著的收涩作用，石榴皮与明矾亦是收涩剂。三味合用，其收涩效果更明显。水煎后用脱脂棉球蘸洗，使用方便，且痛苦少，见效快。

3. 升陷回肠汤

【方源】《中国中医秘方大全》。

【药物】党参 30g，升麻 9g，甘草 6g。

【用法】加水 400ml，煎至 200ml，过滤取汁；再加水 300ml，煎至 150ml。2 次药液混合，分早、晚 2 次服用。配合外洗药：芒硝 30g，甘草 9g，加水 2500～3000ml，煎沸 5 分钟，待温坐浴，早、晚各 1 次。

【功效】补中益气，升清提阳。

【主治】脱肛。

【按语】党参与升麻是益气升阳之要剂，甘草亦有益气作用。这三味药组合应用，为李东垣所创，亦为此后医家所喜用。笔者应用体会，若加入生黄芪 30g，疗效会更好。

六、痈疡与疮毒

1. 薏苡附子败酱散

【方源】《金匮要略》。

【药物】薏苡仁十分，附子二分，败酱草五分。

【参考用量】薏苡仁 50g，制附子 10g，败酱草 30g。

【功效】扶正排毒，通阳散结。

【主治】胸腹腔痈疡。症见腹部皮紧，按之濡软，如有肿胀之状，皮肤甲错，舌质淡红，苔薄白，脉数。

【按语】薏苡附子败酱散为排脓散结、消痈解毒之剂。薏苡仁甘淡微寒，利湿排脓；败酱草苦寒，清热解毒；制附子辛温，扶助阳气，鼓舞正气，血得温而行，肉得温而长。三味配伍，清热排脓而不伤元阳，温阳扶正而不助热毒。凡腹内湿热毒邪淤积，形成有形或无形之疾，均可考虑用之。

现代医家常将此方用于慢性阑尾炎、阑尾周围脓肿，证属湿热蕴结，兼有阳气不足者。也用于多种慢性化脓性疾病，如慢性盆腔炎、慢性附件炎、卵巢囊肿、精囊炎等。

附：大黄牡丹汤

出自《金匮要略·疮痈肠痈浸淫病脉证并治》。此方用于肠痈脓未成者。方由大黄、牡丹皮、桃仁、瓜子、芒硝组成。大黄牡丹皮汤与薏苡附子败酱散为中医治疗肠痈之祖方。彼方偏于排脓消肿，主治里虚而热不甚，故于阳虚淤堵之慢性阑尾炎、阑尾周围脓肿者最宜；而此方偏于泻热破瘀散结，主治湿热独盛之实证，故于急性阑尾炎者最宜。

【治验】肌肤甲错(《经方发挥》)：女性，19岁。于七八岁即出现四肢及肩背部皮肤甲错，甲错部分呈盘状型，痒甚。每至夏季症状基本消失，逢冬又发作，数年来一直如此。就诊时，患处皮肤异常粗糙，状如鱼鳞，但与癣有明显区别。其他部位皮肤虽无粗糙，但亦干燥，枯涩不润。此乃内有瘀血，外失所养，久而久之，导致肌肤甲错。遂投薏苡附子败酱散治之。方药：薏苡仁60g，熟附子9g，败酱草30g。连服20余剂，不仅患处皮肤改善，瘙痒消除，全身皮肤亦不复原来枯涩不润的状态。第4年复发如前，又投上方加减20余剂，痊愈。

2. 黄香饼

【方源】《中国当代名医验方大全》。

【药物】黄柏30g，乳香9g，槐花3g。

【用法】将黄柏、乳香共研细末，以槐花煎汤待冷，调药粉如糊状，待用。外敷患处，每日1～2次。

【功效】清热，活血，祛湿毒。

【主治】发际疮。

【按语】此方是江苏省名老中医、著名中医外科专家许履和主任医师验方。发际疮为生于项后头发边缘处的多个疖，属“疖病”。其特点是此愈彼起，日久不愈，好发于青壮年和皮脂腺代谢旺盛者。但是，要注意与“头疽”鉴别。

中医认为，发际疮主要是湿火瘀阻于皮肤所致。方中黄柏为主药，清热燥湿，解毒疗疮，善除湿热火毒；乳香外用理血，有止痛消肿功效，用槐花煎汤调之，以加强清热解毒凉血之功。

应用此方时要注意，敷药前须剪尽局部毛发，使敷药能完全接触皮肤。换药时须用淡盐水湿敷已干结的黄香饼药渣，清洁创面，但不可强行刮除，以免损伤皮肤和毛囊。热毒重者，须配服黄连解毒汤，或普济消毒饮加减方，有糖尿病等慢性病者，须积极治疗。用药期间，禁食酒、辣椒、葱、蒜、生姜及脂肪、鱼腥等发物。

3. 脉炎散

【方源】《新中医》1987年第2期。

【药物】制松香1.2g，水蛭1g，全蝎0.8g。以上三味药共研细末，为1次用量，每次3g，每日3次，冷开水送服，30日为1个疗程。有溃烂者，用松桐膏（松香220g，研细末，用100ml桐油调成糊状）外敷患处，每日1换，直至痊愈。

【功效】活血化瘀，祛腐生肌。

【主治】血栓闭塞性脉管炎。

【按语】松香是从松树中提取的天然固体树脂，具有广泛的应用价值。作为药物，松香具有祛风燥湿、排脓拔毒、生肌止痛之功效。适宜于痈疽恶疮、瘰疬、瘘证、疥癣、白秃、疠风、痹证等。水蛭与全蝎，均为搜络化瘀、解毒止痛之品。三味共奏活血通络、祛腐生肌、解毒止痛之效。松桐膏有拔毒排脓、祛腐生肌、消炎止痛之功效。外敷此膏能使坏死组织分离脱落，促进肉芽生长，逐渐愈合。配以内服脉炎散，效果更显著。

【治验】血栓闭塞性脉管炎（出处同方源）：谢某，女，41岁。1993年2月5日来诊。患者患血栓闭塞性脉管炎2年，右足大趾、二趾端溃烂，中指尖溃破。予脉炎散，每次3g，每日服3次，趾（指）溃烂处用10%生理盐水清洗疮面，祛除腐肉，外敷松桐膏，每日换药1次。至4月28日，共治疗2个月20日，趾（指）溃疡愈合。随访2年未复发。

4. 黑虎汤

【方源】《青囊秘诀》。

【药物】玄参一斤，甘草一两，柴胡三钱。

【参考用量】玄参500g，甘草30g，柴胡10g。

【用法】三味依据病情取量，煎汤服用。

【功效】泻火解毒。

【主治】无名肿毒。症见头面肿毒，不论何处，或身前身后，身之左右，形势险恶，急于救治者。

【按语】此方出自傅青主《青囊秘诀》。用于无名肿毒，不分生于何处，皆可治之。“若头面肿毒者，加川芎一两（30g），附子二钱（6g）；生于身前后左右者，加当归一两（30g），菊花一两（30g），附子三分（1g）；生于手足四肢者，加白术二两（60g），茯苓二两（60g），附子五分（1.5g）。入药汤中，再煎汁服三碗，二日服完。未破者立消，已破者生肌，不必二剂也。此方名黑虎汤，言恶毒得之尽散也。玄参能退浮游之火，得甘草之助，能解其迅速之威；得柴胡之辅，能舒其郁结之气……妙在玄参一斤，则力量更大，又妙在补中带散，则解阴毒而不伤阴气，所以奏效最神。”

《青囊秘诀》云：“秘诀：黑虎汤中一两甘，三钱柴胡一斤玄；若是头面肿毒者，川芎一两附二钱；生身前后左右者，归菊一两附子添；手足四肢术二两，茯苓二两附五煎。”

5. 复方红花酒

【方源】《中国中医秘方大全》。

【药物】红花 50g，黄芪 30g，白蔹 20g。

【用法】上药加入 75% 酒精 500ml，浸泡七昼夜，去渣装瓶，外搽或用纱布蘸药水罨包。

【功效】活血化瘀，消肿止痛，清热解毒，敛疮生肌。

【主治】褥疮。

【按语】此方以红花活血化瘀，白蔹清热消肿，黄芪生肌祛腐。此方可以治疗褥疮，亦可预防褥疮。

6. 豨莶草散

【方源】《中医杂志》2001 年第 5 期。

【药物】豨莶草 30g，乳香 30g，白矾（烧）15g。

【用法】共研为末，每服 6g，每日 3 次。热酒送服。

【功效】燥湿清热，活血败毒。

【主治】痈疽肿毒。

【按语】此方主药是豨莶草，其性味苦寒，清心凉血，止血。乳香活血止痛。白矾燥湿解毒。三味合力，可以祛风解毒，也可以燥湿解毒，还有活血解毒之功。医者可以依据临床肿毒之轻重，更改用药剂量。

【治验】痈疽脓肿（出处同方源）：张某，男，46岁，于1996年8月11日就诊。患者背部起一肿块，上有粟粒状脓头，肿块渐向周围扩大，脓头增多，色红灼热，高肿疼痛。伴有寒热头痛，食欲不振，舌苔薄黄，脉象滑数。此为头疽初期，治以清热散风，行瘀活血。取豨莶草散治之。服用上方5剂痊愈，随访半年未复发。经临床观察，本方治疗痈疽肿毒宜生用。若患者毒重应加大剂量。热酒送服，得汗为好。

7. 王氏生肌散

【方源】《中国当代名医秘验方精粹》。

【药物】炙黄芪30g，当归9g，鹿角胶24g。

【用法】水煎30分钟。每日1剂，分2次温服。

【功效】生肌敛疮。

【主治】阴性疮疡，久不收口。

【按语】此方为王成德经验方。疮面久不收口，此乃气血不足，阳虚寒凝所致。故取黄芪甘温益气，当归补益阴血，含有当归补血汤方义；而鹿角胶具有温肾阳、益精血的功效，且有止血作用。三味合用，共奏生肌敛疮之效应。

【治验】咬伤（出处同方源）：刘某，男，57岁，农民。患者被驴咬伤手指，久不收口，疮面淡白，流清水。投用上方3剂好转，6剂收口而愈。后又用此方治疗10多例阑尾手术后反复感染、久不收口、疮面色白、脓液清淡的病人，均收到满意效果。

第三章 皮肤科

一、疣

1. 木香苡仁去疣汤

【方源】《四川中医》1987 年第 5 期。

【药物】木贼 100g，生薏苡仁 100g，香附 15g。

【用法】上药加水 1000ml，浸泡 30 分钟，然后加热煮沸 1 小时，倾出滤液，再将药渣加水 500ml，如前法煎煮，后合并 2 次汤液待用。先将患处用热水洗净，然后将药液加热至 30℃左右，外洗患部，并用力摩擦，直至患处发红，疣破为度。再用鸦胆子去壳捣烂，用一层纱布包如球状，用力摩擦患处，每次 10 分钟。以上治疗早、晚各 1 次，1 周为 1 个疗程（外洗汤液每 3 日 1 剂，鸦胆子每日更换 1 次）。

【功效】祛风解毒。

【主治】扁平疣。

【按语】据现代药理研究，木贼含有大量硅酸盐和鞣质，具有收敛、消炎、止血之功；生薏苡仁具有抑制可导致扁平疣的人乳头状瘤病毒的作用；香附为理气要药，气行则血行，可改变局部血液循环，从而达到散坚脱疣之目的；鸦胆子可腐蚀赘疣，与前药合用，更增去疣之力。经临床观察，将药液加热，用力摩擦，不但能增强药性的渗透作用，还可缩短疣体脱落时间。本法无其他副作用，简单易行，便于推广。

2. 平疣酊

【方源】《中国中西医结合杂志》1993年第7期。

【药物】木贼250g，香附500g，苍耳子125g。

【用法】共研细末，用70%酒精适量浸泡10日即成。用棉签蘸平疣酊涂患处，每日2次。

【功效】化瘀祛风。

【主治】扁平疣。

【按语】木贼具有祛风解毒、消炎抗菌的作用，香附理气和血，苍耳子燥湿祛风。三味合用，可解风毒、湿毒，并有活血功效。用酒精浸泡，更具通络化瘀功效，故用之治疗扁平疣每获良效。

二、带状疱疹

1. 瓜蒌红花甘草汤

【方源】《医旨绪余》。

【药物】瓜蒌30g，红花10g，甘草10g。

【功效】化痰化瘀。

【主治】带状疱疹（缠腰火丹）。

【按语】此方出自孙一奎《医旨绪余》，原书记载用此方治愈一例缠腰火丹案（即带状疱疹），说瓜蒌“柔而滑润，甘缓润下”“盖为其缓中润燥，以致于流通，故痛自然止也”。后读今人邹孟城《三十年临证探研录》，书中记述了他用此方的体会，为便于了解此方的实用价值，特录原文如下：

“余据方中药物之组成，暂名‘瓜蒌草红汤’。未几疱疹流行，余于数日内接治五六人，无论症之轻重，皆以上方加板蓝根15g予服。唯全瓜蒌不用如许之多，改为重者30g，轻者15g，中者21～24g。其收效之速，真可谓之神矣。轻者二三日，重者四五日，率皆痊可。后凡遇此证者，概以此方投之。”

“余所治病例中，病灶面积最大者几达胸部之半，理疗1月未愈，服上方1周即退净。而其得效之迟速，与瓜蒌用量极有关系。故凡体质壮实者，瓜蒌用量宜适当加重，药后若轻泻一二次，则见效尤速。若体质不壮，瓜蒌不便多用，多服数日，效亦可期。”

瓜蒌有化痰散结的作用，红花为常用活血药，而甘草虽平和，但为百草中解毒之良药，三味配伍，具有化痰、散结、活血、解毒的功效，不少古代医籍中记载此方用于缠腰火丹。笔者每遇此病，必用此方，略作加减，常获良效。

2. 苋蓝汤

【方源】《中国中医秘方大全》。

【药物】大青叶15g（或板蓝根15g），蒲公英15g，马齿苋60g。水煎服。疼痛剧烈者加延胡索9g，川楝子9g。

【功效】清热解毒。

【主治】带状疱疹。

【按语】此方为北京广安门医院皮肤科专家朱仁康经验方。方以大青叶（或板蓝根）、蒲公英、马齿苋均为清热解毒良药，药味虽苦，但平和而不伤胃，三味合力，以清热解毒为主要功效，可以缩短病程，减轻疼痛。

3. 半天青方

【方源】《中国中医秘方大全》。

【药物】半枝莲 50g，天胡荽 50g，青黛（冲服）3g。皮损焮红，口苦尿赤，加重楼 10g；刺痛舌暗，加北刘寄奴 10g。

【用法】结合外用药：鲜半枝莲、鲜天胡荽各 4 份，青黛 1 份。先将前二味药捣烂拌入青黛，外涂。

【功效】清热解毒，凉血利湿。

【主治】带状疱疹。

【按语】半枝莲清热解毒，利尿消肿；天胡荽清热利湿，有抑菌作用；青黛清热、凉血、解毒。内服与外涂药结合，疗效更捷。

三、面部褐斑

1. 美容三味酒

【方源】《毛德西用药十讲》。

【药物】玫瑰花 10g，灵芝 10g，岷当归 12g。

【用法】取黄酒 500ml，浸泡 15 日为宜。每日 50ml，加热饮用。

【功效】养血活血，散湿美容。

【主治】面部褐斑、腻垢，以及脱发。

【按语】美容三味酒（瘀血、湿浊明显者，可加入丹参 15g、茯苓 25g），有润肤活血、淡化褐斑的作用。用于多例面色黄褐者，一般在 1 个月左右见效。用红葡萄酒浸泡亦可，但不宜用白酒浸泡。若加入适量生姜（带皮）浸泡，效果更佳。

2. 白芷祛斑膏

【方源】《中医杂志》2000 年第 7 期。

【药物】白芷200g，白附子40g，菟丝子400g。

【用法】白芷与白附子二药，研为极细末；菟丝子洗净，加冷水1500ml浸泡2小时，文火煎煮1小时，滤取药液400ml，将白芷、白附子细末趁热掺入菟丝子药液中，充分搅拌均匀，装瓶备用。涂于褐斑处，每日1次或2次。

【功效】祛风除湿，益肾祛斑。

【主治】面部褐斑。

【按语】白芷与白附子均为祛风解毒药。白芷芳香辛温，有醒脾化浊的功效；白附子辛温，为祛皮肤风毒要药；菟丝子滋养肝肾，润泽皮肤。三味合力，涂于皮肤患部，见效快，易于操作。

【治验】面部褐斑（出处同方源）：王某，女，36岁，妊娠后期两侧面颊出现黄褐斑，呈蝴蝶状，咖啡色，产后一直未退，皮损面积约3cm×4cm大小，已3年，月经正常，无任何不适。曾服用逍遥丸、杞菊地黄丸6个月无效。改用白芷祛斑膏治之。用法：每晚用温水洗脸后，取上述药膏适量，均匀薄涂患处，保留2小时，临睡前用软纸擦去，勿用水洗。约1个月后面颊蝴蝶斑颜色开始变浅；坚持涂抹2个月余，蝴蝶斑整体消失，唯残留几处0.2cm×0.5cm大小的浅黄色斑。

四、皮肤瘙痒

1. 除风止痒剂

【方源】《毛德西用药十讲》。

【药物】白鲜皮15g，地肤子15g，徐长卿10g。

【用法】水煎服，或取颗粒冲剂服用。以上为1日用量。

【功效】祛风止痒。

【主治】皮肤瘙痒。

【按语】笔者常将此三味用于皮肤瘙痒。白鲜皮为清热燥湿止痒药，地肤子为祛风除湿止痒药，徐长卿为祛风脱敏药，对皮肤真菌有抑制作用，三味协同，为治疗皮肤痘疹瘙痒之常用方。但在应用时，应在辨证基础上，针对体质情况选用方药，然后加入除风止痒剂三味，其效更为显著。有人认为，白鲜皮有类激素作用，起效比较快，止痒效果非常明显。

2. 王氏风疹方

【方源】《中国当代名医秘验方精粹》。

【药物】金银花 50g，甘草 15g，皂角刺 3 个（独刺最好）。

【用法】水煎 30 分钟。每日 1 剂，分 2 次温服。

【功效】清热解毒止痒。

【主治】过敏性紫癜，风疹。

【按语】此方为王成德家传秘方，屡试屡验。方用皂角刺辛温，消肿活血排脓，研究证明，本品有抗过敏作用，是治疗过敏不可缺少的要药；金银花清热解毒，宣散风热，是历代医家喜用的消散斑疹之良药；甘草解毒和中，必不可少。三味协力，对紫癜、风疹等风热性皮肤病有良效。

【治验】紫癜（出处同方源）：阮某，女，12 岁。病初得周身发痒，继而皮疹显露。经当地中西药治疗略有好转。但两下肢交替出现紫癜。经多方治疗罔效。来信求治。医者用上方加小蓟 50g，三七粉 5g。病人服用后，收到意想不到的效果。至今数十年未复发。

3. 桂枝枳壳汤

【方源】《中医杂志》1995 年第 1 期。

【药物】桂枝 30g，金银花 30g，枳壳 15g。

【用法】加水 1500ml，煎沸约 5 分钟（不宜久煎），去渣，待药液微温洗患处，每日 1 次，一般用药 15～20 日。

【功效】祛风止痒，活血散结。

【主治】神经性皮炎。

【按语】桂枝祛风护卫，调节皮肤循环；金银花清热解毒，枳壳理气宽中。三味合力，共奏祛风止痒、活血化瘀、改善皮损之作用。

【治验】神经性皮炎（出处同方源）：张某，女，45 岁，于 1990 年 8 月 13 日就诊。左足背有一苔藓样斑块 5 年。斑块较钱币大，类圆形，表面干燥呈席纹状，皮色正常，自感阵发性剧痒。西医诊为神经性皮炎，用西药无效。就诊后投上方 3 剂，用药第 1 日痒减、第 3 日痒止，皮损改善。继用 10 日后皮损痊愈。随访 2 年未见复发。

4. 当归紫草油

【方源】《新中医》1983 年第 1 期。

【药物】当归 60g，紫草 60g，忍冬藤 10g。

【用法】将上药共浸泡在 500ml 麻油内 24 小时，文火煎熬至药枯焦，滤出药渣。待油凉后倒入瓶内备用。用时将棉签蘸药油涂患处，每日数次，治愈为止。

【功效】祛瘀生新，清热解毒。

【主治】手足皲裂。

【按语】手足皲裂多为营血不足而致，故其治疗亦应滋养营血。当归养血润燥，为补血之佳品；紫草清热凉血，又有活血作用；忍冬藤乃金银花之蔓藤，有清热通络功效。三味合力，可以使补血之势达于四末。加之用麻油熬制，更宜于皮肤皲裂处之滋润，价廉效显。

5. 灰甲灵

【方源】《陈树森医疗经验集粹》。

【药物】土槿皮 30g，土大黄 30g，黄精 30g。

【用法】共研细末，取 30g 药粉，用米醋 250ml，浸泡 24 小时，煮沸待温。将上药药液装入塑料袋或橡胶袋中，套于患病之手，24 小时后取下，2 日不可沾水。4～5 日后再如上法用 1 次，连用 3 次为 1 个疗程。夏季加入凤仙花汁 30ml 为好。

【功效】祛风解毒，清热生津。

【主治】灰指甲。

【按语】此方为著名老中医陈树森的经验方，对甲癣疗效显著。特别是屡治屡发，日久不愈者，疗效可靠。三味药对多种常见致病性皮肤真菌均有抑制作用，米醋能溶解角化组织及上皮，使药力易于透入病灶。

第四章 骨伤科

一、腰外伤

1. 大将逐瘀汤

【方源】《燕山医话》。

【药物】大黄 20g，槟榔 20g，生姜 10g。

【功效】祛瘀理气止痛。

【主治】腰部努伤。

【按语】大将逐瘀汤是河南洛阳平乐郭氏祖传秘方，临床使用百年而不衰，应用得当，一剂病除。主要用于腰部因用力不当而伤者。大黄苦寒，清热散积，逐瘀生新；槟榔苦寒破气，理气行滞；生姜散湿护胃。大黄、槟榔药性峻烈，可直达病所。

【治验】腰部努伤（出处同方源）：一壮年工人，由两人扶持入室，腰部似有硬物支撑，酸痛不可忍。问其原因，自述抬重物时，因用力直腰，腰部突然有酸麻感，随即放下，腰部发热，有束带感。通过检查，认为是“腰部软组织损伤”（撕裂性出血），血离经脉，停积于筋肉之间，伤于深部，病为“腰部努伤”。予大将逐瘀汤 1 剂，服后大便次数增多，甚或带脓血，腹部隐痛，说明药力已达病所，不再服第二煎。若服用头煎后 12 小时无大便，可继服第二煎。服后多有脓血，腰部感松软。

2. 岔气散

【方源】《中医杂志》2000 年第 11 期。

【药物】柴胡、桃树皮（从外皮到木部）、干姜。

【用法】三药烘干，按比例依次为 4 : 1 : 0.5，共研细末。每日 2 次，每次 10g，饭后用老黄酒送服，使微微汗出为宜。

【功效】疏肝理气止痛。

【主治】闪腰岔气。

【按语】拟方者多年来用此方治疗闪腰岔气，收效甚捷。柴胡疏肝理气，桃树皮化瘀活血，干姜温经祛湿。用黄酒送服，增强活血通络之力，故效立显。

【治验】闪腰岔气（出处同方源）：蔡某，男，26 岁。由于搬运重物，不慎闪腰，活动不遂。当地医院 X 线片检查，未发现器质性病变。经服消炎镇痛和活血化瘀药 3 日，疼痛如初。后服岔气散 60g，每次 10g，每日 2 次，饭后老黄酒送服。后随访患者，云服药第 2 日腰部活动自如。

3. 牛膝散

【方源】《中医杂志》2004 年第 3 期。

【药物】牛膝 50g，三七 10g，续断 20g。

【用法】共研细末，装瓶备用。每次 10g，每日 2 次，饭前用黄酒冲服。

【功效】活血壮腰止痛。

【主治】急性腰扭伤。

【按语】三七活瘀止痛，牛膝强筋壮腰，续断补肾舒筋，三味合力，共奏补肾、壮腰、止痛之效。

【治验】急性腰扭伤(出处同方源):刘某,女,28岁,农民,于1996年8月11日就诊。因搬物不慎,腰部扭伤2小时。症见腰部疼痛,动则加剧,舌红,苔薄白,脉弦。检查见左侧腰大肌压痛明显,无红肿。X线片未发现器质性病变。予牛膝散60g,每次10g,每日2次,饭前黄酒冲服。服药2日,病告痊愈。

4. 蝎蛇散

【方源】《中国中医秘方大全》。

【药物】蕲蛇(或乌梢蛇)10g,蜈蚣10g,全蝎1g。

【用法】焙干研粉,分成8包,首日上、下午各服1包,继之每日上午服1包,7日为1个疗程。

【功效】搜风通络,蠲痹止痛。

【主治】坐骨神经痛。

【按语】蕲蛇祛风通络,定痉止痛,凡外风留于经络者,皆能除之;蜈蚣息风止痉;全蝎活络止痛。三味合用,对坐骨神经痛及下肢疼痛难忍者,有着较好的疗效。

5. 栀乳散

【方源】《江苏中医》1965年第10期。

【药物】生栀子、乳香、生大黄各等份。临用时,选取鲜鸭蛋清、蜂蜜、热酒、热开水中的任何一种,将药粉制成糊状,外敷患处。

【功效】活血化瘀,散热止痛。

【主治】软组织损伤。

【按语】生栀子与生大黄均有清热止痛功效,乳香化瘀止痛。这个方子是民间常用验方,许多地方都有这类方子的流传使用。

二、骨病

1. 夏氏骨痨方

【方源】《中国当代名医秘验方精粹》。

【药物】白矾 50g，黄柏 1g，血竭 1g。

【用法】共为细末，每用 15g，加豆腐渣 1 小碗，混匀后，敷于患处，24 小时换药 1 次。

【功效】祛腐生新。

【主治】骨结核。

【按语】此方为夏德林经验心得方。白矾治疗骨痨见于汪昂《本草备要》，其云白矾“酸咸而寒，性涩而收，燥湿追涎，化痰坠浊，解毒生津，除风杀虫，止血定痛，通大小便，蚀恶肉，生好肉，除痼热在骨髓”，李时珍《本草纲目》亦云白矾“吐利风热之痰涎，取其酸苦涌泄也；治诸血痛、脱肛、阴挺、疮疡，取其酸涩而收也”。施用此方，轻者月余可愈，重者 3～6 个月可使死骨吸收，窦道愈合，无有痕迹。

【治验】骨结核（出处同方源）：女性，左上、下肢患骨痨数处，疼痛难忍，并流脓滴水 3 年余。用此方 6 个月，其痛自愈，窦道愈合。

2. 霍氏消炎方

【方源】《中国当代名医秘验方精粹》。

【药物】瓜蒌 4 份，浙贝母 2 份，桂枝 1 份。

【用法】共研细末，每服 10g，每日 2 次。

【功效】清热化痰，消炎散结。

【主治】肋软骨炎。

【按语】此方为霍明岐经验方。瓜蒌味苦性寒，清热散结，化痰导滞；浙贝母性寒味苦，长于清热散结，二味共奏清热消炎、化痰散结之功效；另用桂枝一味，温通经络，且可制蒌、贝之苦寒，不使苦寒之药留滞经脉。三味合力，散结止痛之力更强。

3. 郭氏整骨方

【方源】《中国当代名医秘验方精粹》。

【药物】鲜独角莲 2 份，樟丹 1 份，香油 2 份。

【用法】先将独角莲切成片，香油熬开后将独角莲炸成黄褐色，后取出不用。熬炼香油滴水成珠后将樟丹倒入，搅拌之，待成黑色后，倒入冷水中，膏药即成。外用贴敷。

【功效】祛腐整骨。

【主治】急慢性骨髓炎。

【按语】此方为郭思绵经验方，除用于治疗急慢性骨髓炎外，还可以治疗骨结核。

4. 白芷外敷膏

【方源】《中医杂志》2000 年第 7 期。

【药物】白芷、白芥子、川芎。以上三味药以 3∶1∶1 的用量研末备用。

【用法】用时先洗净足跟，取药适量，以醋调成稠膏状，敷于患处，面积约 1 元硬币大小，外以伤湿止痛膏覆盖，3 日换药 1 次，一般 1～2 次即可见效。

【功效】温经散寒，散结消肿。

【主治】跟骨骨刺。

【按语】《神农本草经疏》记载白芷“味辛气温，无毒，其香气烈，辛香散结而入血止痛”，白芥子与川芎，亦是辛温通络药，善走善通。三味合力，具有温经散寒、散结消肿、祛风止痛、搜痰通络、行气活血的功效，故而可以消刺止痛。

此方可连续使用，敷药 10 日肿痛未消者为无效。经 X 线片复查，虽未见明显骨刺消退现象，但对骨质增生引起的肿胀疼痛有非常明显的消肿止痛效果。

【治验】跟骨骨刺(出处同方源)：郭某，男，62 岁。右侧足跟部肿痛 5 个月余，足跟部不能着地，经 X 线片诊为右侧跟骨骨刺。予此法治疗 2 次，肿痛明显减轻，连续敷药 15 日后肿痛消失，随访 1 年未见复发。

5. 凤仙花酒

【方源】《一味中药补全家》。

【药物】凤仙花 90g，红花 30g，当归 30g。

【用法】取 60 度白酒 1kg，将上药浸入酒中，经常摇动，20 日后过滤去渣即可饮用。每日饮 3 次，每次 30ml。

【功效】活血化瘀，消胀止痛。

【主治】跌打损伤之瘀血肿痛，风湿性关节疼痛等。

【按语】凤仙花性温味甘，有活血通经、祛风止痛之效，可用于治疗跌打损伤、瘀血肿痛，风湿性关节炎，虫蛇咬伤等；红花活血化瘀，当归养血活血，酒浸后增强活血化瘀作用。既适宜于跌打损伤之瘀血肿痛，又适宜于风湿性关节炎之肿痛。

6. 三七散

【方源】《中国中医秘方大全》。

【药物】三七 1.5g，白芥子 1.5g，桃仁 1.5g。

【用法】共研细末，为 1 包量。每次 1 包，每日 2 次，用温开水或少量白酒送服。

【功效】行气消肿，活血止血，化瘀止痛，豁痰通络。

【主治】胸胁迸伤。

【按语】三七活血止痛，白芥子豁痰止痛，桃仁化瘀止痛。三味合力，既能活血，又能行气；既能豁痰，又能通络。药方简练，功效未减。经临床应用，疗效良好。

第五章
妇　科

第一节　月经病

1. 崩漏三味妙药

【方源】《张志远临证七十年碎金录》。

【药物】白头翁 30～50g，地榆 30～50g，贯众 30～50g。

【用法】水煎服。每日 1 剂，连服 5 剂。出血若停，减去 1/2 量，再服 3～5 剂以巩固之。而后则改用四物汤加减为基础，增入养肝益肾、调理冲任之品以恢复月经周期。

【功效】清热止血。

【主治】崩漏（功能性子宫出血）。

【按语】三味妙药治崩漏是国医大师、山东中医药大学张志远教授从事医学工作 70 余载，最富有心得而效果十分彰著的经验方。白头翁、地榆、贯众对血热妄行之崩漏证，不仅治标，也可治本。此方主要是取凉的作用，使血行“遇寒则凝”，火去“妄出自息”，从而达到治愈目的。通过多年临床观察，此方实际效果常超越其他同类药物。

【治验】崩漏（出处同方源）：曾治一位 30 余岁妇女，患崩漏 4 年，西医诊为功能性子宫出血。经多法医治，时止时发，终未获痊愈。此次血出不止，血随腿流。乃给予黄连解毒汤加地榆 30g，贯众、白头翁各 36g，3 剂即止，复诊更方减半，后用补益冲任药物收功。过了 10 年于泰安相遇，彼云已彻底治愈，月经已正常，按周期来潮了。

2. 活血通经汤

【方源】《邓铁涛用药心得十讲》。

【药物】晚蚕沙 6～10g，王不留行 6～10g，益母草 15～30g。

【功效】活血通经。

【主治】闭经，月经愆期。

【按语】晚蚕沙为家蚕之粪便，其味辛甘性微温，具有祛风除湿、舒筋活血及定痛的作用，主要用于风湿痹证，又可以治疗湿浊阻滞之呕吐、腹泻、转筋、腹痛等。由于它的活血力强，故亦用于月经闭止等病症。王不留行走而不守，通利血脉，化瘀消肿，催乳通经。益母草辛散，入心、肝二经，善于活血化瘀，常用于妇科诸疾，如月经不调、产后瘀血腹痛、癥瘕等。三药合用，升降调和，活血通经，其力倍增。邓老在运用中，又常与海螵蛸、茜草根、牛膝同用。气虚者加四君子汤，血虚血瘀者加桃红四物汤，肝气郁结者加四逆散，气滞血瘀者加血府逐瘀汤。

3. 当归艾叶汤

【方源】《蒲辅周医疗经验》。

【药物】当归 30g，生艾叶 15g，红糖 60g。

【用法】水煎 2 次，取 3 碗，分 3 次温服，每月经期服。

【功效】补血行血，散寒止痛。

【主治】行经腹痛，下腹发凉，得热则舒，手足不温，经行量少，血色暗而有块，舌质淡，苔薄白，脉沉紧。

【按语】此方适应证为素体血虚，感受寒邪，寒凝血脉。其病机为血虚寒凝，虚中有实。治宜补血行血，散寒止痛。方用当归补血和血，调经止痛，为主药，其功效为“温经止痛”、主“中恶客气，虚冷”(《本草正义》)。艾叶秉纯阳之性，“能通十二经，而尤为肝、脾、肾之药，善于温中逐冷除湿，行血中之气、气中之滞，凡妇人血气寒凝者最宜用之”(《本草正》)，是理气血、逐寒湿、温经止痛之妙品。二药相伍，大能入肝、肾、脾三经而走胞宫冲任，温散寒邪而调理血气。辅以甘温之红糖，助当归、艾叶补血行血，逐寒温宫。药虽三味，但配伍精当，药力专著，诚为血虚寒凝痛经之良方。

此方为蒲辅周先生的经验方，用于治疗痛经属于寒凝血滞者。凡现代医学之子宫发育不良，或子宫过于前屈、后倾，子宫颈管狭窄，或子宫内膜片状排出(膜样痛经)，或盆腔炎，或子宫内膜异位症等引起的经行腹痛，均属于此方治疗范围。

4. 茺蔚老姜汤

【方源】《蒲辅周医疗经验》。

【药物】茺蔚子(益母草可代)30g，煨老生姜30g，红糖60g。

【用法】水煎3碗，分3次热服。

【功效】温经止痛。

【主治】经行腹痛。

【按语】此方为蒲老常用的经验方。治疗经行腹痛，每月行经时服用，多年痛经往往亦愈。茺蔚子为益母草种子，过去多用于眼科疾患，具有清肝明目的功效，但亦有行气活血作用。煨老生姜，实际是老一点的生姜放火上烧烤片刻，或将老生姜放锅中煮沸，再用干锅炒至皮干为度，具有温中散寒止痛的效果。红糖性温，具有缓急止痛之效。三味合力，适宜于宫寒所致的气滞血瘀痛经。

第二节　妊娠病

1. 当归贝母苦参丸

【方源】《金匮要略》。

【药物】当归、贝母、苦参各四两。

【参考用量】当归、贝母、苦参各 12g。

【用法】共为细末，炼蜜为丸，如小豆大，每服 3 丸，温开水送下，日 3 服。亦可作汤剂服用。

【功效】养血清热，解郁散结。

【主治】妊娠小便难。妊娠期，小便频数而急，淋沥涩痛，即后世所言“子淋”。

【按语】从药性分析本病病机，当为血虚热郁。妊娠血虚生热，气郁化燥，移热于膀胱，津少则小便少，热郁则小便不利，舌苔当黄，脉当滑数。原文云“饮食如故”，说明病不在中焦，唯下焦郁热也。故以当归养血，贝母散郁，苦参清热燥湿，三味协力，共奏养血润燥、清热利窍之功。当代医家临证经验显示，将此方用于习惯性便秘、前列腺炎、泌尿系感染、慢性支气管炎、慢性胃炎、慢性肾盂肾炎等，随证加减，亦获良效。

【治验】

（1）妊娠小便难(《治验回忆录》)：樊某，青年农妇也。1944年夏伤于湿热，饮食如常，而小便不利，有涩痛感，求治于李医。先服五苓散去桂加滑石不应，易服八正散亦不应，迁延半月，精神、饮食减退，肢倦无力，不能再事劳作。闻吾归，邀为之治。切脉细滑，面色惨淡，气促不续，口干微咳，少腹胀痛，大便黄燥，小便不利而疼。此下焦湿热郁滞与上焦肺气不宣，上下失调，故尿闭不通。如仅着重下焦湿热，徒利何益？因师古人上通下利之旨，用宣肺开窍诸品，佐渗利清热为引导，当可收桴鼓之效。拟用当归贝母苦参丸（改汤），加桔梗、白蔻、鸡苏散等。是以桔梗、贝、蔻仁开提肺窍，苦参、鸡苏散入膀胱清热利水，当归滋血，以补不足。此与头痛医头者，大相径庭。果二剂而小便通利，不咳，尿黄而多，此湿热下降之征兆。更以猪苓汤加海金沙、瞿麦滋阴利水，清除积热，数剂小便清，饮食进，略微清补即安。

（2）妊娠大便难（《实用中医三味方》）：浙江金华沈介企指出，“小便难”当作“大便难”，经他祖父 50 年的经验和他自己使用，效验非凡。孕妇患习惯性便闭，有时因便闭而致轻微燥咳，用当归 4 份，贝母、苦参各 3 份，研粉，白蜜为丸，服后大便润下，且能保持 1 日 1 次的正常性，其燥咳亦止。

2. 干姜人参半夏丸

【方源】《金匮要略》。

【药物】干姜、人参各一两，半夏二两。

【参考用量】干姜 3g，人参 3g，半夏 6g。

【用法】以生姜汁糊为丸，如梧桐子大（约 0.3g）。每次 10 丸，日 3 服。

【功效】温中益气，蠲饮降逆。

【主治】脾胃虚寒、寒饮中阻之妊娠恶阻证。症见妊娠呕吐剧烈，或干呕频频，恶心，饮食不振，头晕，倦怠嗜卧，四肢不温，舌苔淡白，脉弦滑无力。

【按语】此方用于妊娠呕吐之虚寒证。取干姜温中散寒，人参补益中气，半夏降逆化痰，更以生姜汁糊为丸，增强化饮降逆之力。为丸剂服之，可达和缓补益之效，实为治疗虚寒恶阻之“至善之法”。此方亦可用于虚寒性腹痛、痰饮眩晕等疾患。

3. 钱氏止吐方

【方源】《中华当代名医妙方精华》。

【药物】党参、干姜、清半夏各3g。

【用法】共为细末，早、晚各服1.5g，服用前加入生姜汁4滴，调匀后服。

【功效】益气温中，化痰止呕。

【主治】妊娠呕吐。

【按语】党参甘温平，不燥不腻，为补中益气、养血生津之良品；干姜甘辛温，温中散寒，偏于守中；清半夏长于化痰，为燥湿消痞、降逆止呕之良药。三药合用，共奏益气温中、化痰止吐之功效。

此方为钱伯煊先生的经验方。钱伯煊（1896—1986），是我国著名中医妇科专家，生前历任中国中医科学院西苑医院妇科主任等职，临床经验丰富。其治疗妊娠呕吐，仅取党参、干姜、清半夏三味。党参以健脾见长，干姜以温中为优，清半夏以化痰称善。三药各有专长，合为一方，适用于既有脾虚、又有痰湿的患者，可以使中焦健运，痰湿得化，呕吐自愈。

【治验】妊娠呕吐（《钱伯煊妇科医案》）：郭某，妊娠1.5月，泛恶呕吐黄水，不能饮水进食，头晕，大便干燥，心中烦热，口干口苦，但喜热饮，胃脘作痛，少腹胀坠，舌苔淡黄腻，根微垢，脉左细弦数，右滑数。病因痰湿中阻，胃浊不能下降。治以益气温中，化痰降浊。党参 3g，干姜 6g，清半夏 3g。研末，早、晚各服 1.5g，加生姜汁 4 滴，调和徐服。

4. 苎麻安胎饮

【方源】《南方医话》。

【药物】苎麻（去皮）20g，莲子（去心）20g，糯米 20g。

【用法】加水 1000～1500ml，煮至莲子熟透为度。然后去苎麻，加入适量红糖，再稍煮数沸，候冷顿服。亦可分服。每日煎服 1 剂。一般在孕后第 2 个月开始服，服至孕已足 3 个月为止。以后每周煎服 1 剂，如有腰胀、腹痛流血者，每日须加服 1 剂，并卧床休息，切忌房事。

【功效】补气养血安胎。

【主治】滑胎（习惯性流产）。

【按语】苎麻味甘性寒（入药部分为根与叶），无毒，有清热解毒、安胎之效，且能清淫欲之郁热；莲子味甘性平，有健脾补肾、安胎之功效，又能清君相之火，固涩真元；糯米味甘性淡，补益脾胃。取红糖补血安胎，可使胎气自安。

5. 黄芪补气汤

【方源】《傅青主女科》。

【药物】生黄芪 60g，当归 30g，肉桂 1.5g。

【功效】补气养血，温经散寒。

【主治】妊娠期恶寒腹痛，因而有堕胎者。

【按语】此方益气养血，且有温散宫寒的作用。《傅青主女科》云："妊妇有畏寒腹痛，因而堕胎者，人只知下部大寒也，谁知是气虚不能摄胎乎？夫人生于火，亦养于火，而非气不充，气旺则火旺，气衰则火衰。人之所以坐胎者，受父母先天之真火也。

先天之真火，即先天之真气以成之，故胎成于气，亦摄于气，气旺则胎牢，气衰则胎堕。胎日加长，而气日加衰，安得不堕哉！”

此方黄芪大补元气，温举胎元；当归养血活血；肉桂温阳散寒。三味合用，可使气血充盈，胎元牢固。

第三节　产后病

1. 当归生姜羊肉汤

【方源】《金匮要略》。

【药物】当归三两，生姜五两，羊肉一斤。

【参考用量】当归 15g，生姜 30g，羊肉 500g。

【用法】水煮，羊肉熟后，吃肉喝汤。

【功效】养血散寒。

【主治】腹中寒凝证。妇人产后血虚腹痛、肢冷等；寒疝腹痛，胁下及腹部牵引疼痛，喜按，得温则减，舌淡苔白，脉沉弦而涩。

【按语】当归生姜羊肉汤，既是治病方，又是食疗方。当归为养血温经药，另外二味均为常用食品。俗语“十人九归”，说的是十位女性看病有九位会用上当归。但医生在选用当归时，常常选用不同部位的当归，这是因为当归头活血，当归身补血，当归尾破血，全当归和血且补血。现在药房用的当归几乎都是全当归，但细细推究，还是分部位用好。笔者常将此方视为产后营养剂、宫寒调养剂、血虚补益剂、病愈后恢复剂。若腹痛而呕者，可加橘皮 15g、白术 8g；宫寒证（痛经、小腹不温、恶寒等）明显者，可加小茴香 10g、炒乌药 10g、肉桂 6g。

【治验】产后腹痛(《金匮要略浅述》):周某内人,冬月产后,少腹绞痛,诸医诊为儿枕之患,祛瘀之药,屡投屡重,乃至手不可触,痛甚则呕,二便紧急,欲解不畅,且更牵引腰胁俱痛,势颇迫切。急延二医相商,咸议当用峻攻,庶几通则不痛。余曰:形羸气馁,何胜攻击?乃临床胎下,寒入阴中,攻触则痛,故亦拒按,与中寒腹痛无异。然表里俱虚,脉象浮大,法当托里散邪,但气短不续,表药既不可用,而腹痛拒按,补剂亦难遽投,仿仲景寒疝剂,与当归生姜羊肉汤,因兼呕吐,略加陈皮、葱白,一服微汗而愈。处方:黄芪、人参、当归、生姜、羊肉(煮汁煎药)。如恶露不尽,加桂行血。

2. 下瘀血汤

【方源】《金匮要略》。

【药物】大黄二两,桃仁二十枚,䗪虫二十枚。

【参考用量】大黄 9g,桃仁 9g,䗪虫 9g。

【用法】水煎服,亦可作蜜丸服用。

【功效】破血下瘀。

【主治】产后瘀血内结腹痛证。症见少腹刺痛不移,拒按,按之有块,舌质紫暗,脉沉涩。

【按语】此方为著名的活血化瘀剂。文中所云“干血”即结于脐下之瘀血。产后之瘀血,轻者用枳实芍药散,重者则用下瘀血汤。尤在泾云“腹痛服枳实芍药而不愈者,以有瘀血在脐下,着而不去,是非攻坚破积之剂不能除矣。大黄、桃仁、䗪虫,下血之力颇猛。用蜜丸者,缓其性,不使骤发,恐伤上二焦也”。临床所见产后瘀血,多为恶露不下,或下极少,瘀血内停,不通而痛,这是瘀血必见之症。大黄、桃仁、䗪虫,均为化瘀血之品，且有“推陈致新”之效。但药力过猛，故制蜜丸以缓其性；酒煎者，意在运行药势，使达病所。临床常用于产后瘀血不下，也用于跌打损伤、肝硬化、肿瘤等。此方破血力猛烈，须中病即止，不可攻伐太过。孕妇禁用。

3. 黄芪桃红汤

【方源】《医林改错》。

【药物】黄芪八两，桃仁三钱，红花二钱。

【参考用量】黄芪 240g，桃仁 10g，红花 6g。

【功效】益气活血。

【主治】原方主治产后抽风。症见两目上吊，口角流涎，项背反张，昏沉不省人事。

【按语】此方为王清任治疗产后风的要方。王氏在治疗风邪入络病症时，非常重视益气活血法。常以黄芪益气为主药，桃仁、红花活血为辅药。立方简明扼要，选药主次分明。在王氏其他方药中也可见到黄芪与桃、红的配伍。此方非但治疗产后病，即便是中风、癫痫等顽疾，亦可使用。

4. 三物黄芩汤

【方源】《备急千金要方》。

【药物】黄芩、苦参各二两，干地黄四两。

【参考用量】黄芩 6g，苦参 6g，生地黄 12g。

【功效】滋阴养血，清热除热。

【主治】产后血虚发热，烦热不除，汗多尿少，口干咽燥，舌红，少津，脉细数。

【按语】此方原文云“治妇人在蓐得风，盖四肢苦烦热，皆自发露所为。若头不痛，但烦热，与三物黄芩汤；头痛，与小柴胡汤”。蓐，即草垫子，多指产妇的床铺。“在蓐得风”，是指产后受风所生的病。产后血虚，故用生地黄养血，黄芩清热，苦参除湿清热。三味合力，共奏养血、清热、除湿之效。现代多用之于产后感染发热、湿疹等。

5. 贯众炭饮

【方源】《北方医话》。

【药物】醋制贯众炭 45g，白及 30g，红糖 45g。

【用法】共为细末，每服 30g，每日 4 次。

【功效】止血塞流，益气养血。

【主治】产后血晕。

【按语】产后血晕是非常危急之重症，若无速治之法，可谓“危在旦夕”。此方是一位老中医的经验方。贯众微寒，善治下血崩漏，产后亡血，其炭可止血塞流，用醋制可敛血解毒；白及是止血良药；红糖性味甘温，温可益气，甘可养血，利于产后恢复。古人云“一人而系一世之安危者，必重其权而专任之；一物而系一人之死生者，当大其服而独用之”。对于此证，若裹足不前，不紧不慢地用药，其结果可想而知。

【治验】产后血晕（出处同方源）：陈某之妻临产，由于难产，产程过长，胞衣不下，流血不止，产妇处在失血血晕之中，须急救之。临证见产妇面色灰白，气息奄奄，六脉沉细如丝，下体浸在血泊之中。医者曰：“病情如此，毫无生计。”陈某曰：“病已至此，您就把她死马当成活马治吧！”事既如此，救人要紧，随处方醋制贯众炭 120g，浓煎顿服。翌日清晨，家属说，煎药 2 碗，病人服下 1 碗，余药每 35 分钟喝 2 汤匙，后半夜流血减少，现流血停止。请再诊治。随诊，病人神志恍惚，语言低微，气息稍稳，脉象沉涩无力。处方：醋制贯众炭45g，白及30g，红糖45g。为末，每服30g，每日4次。3日后，病人血晕症状消失，改用十全大补丸及饮食调养。1个月后，恶露断绝，2个月后，身体恢复如初。

6. 顾氏汗症方

【方源】《中国当代名医秘验方精粹》。

【药物】淡豆豉（捣碎）10g，霜桑叶6g，小米50g。

【用法】锅中入水2碗，加入淡豆豉、霜桑叶，置于火上，沸后，文火煎煮刻许，去渣留液，放入小米，再煮成粥。临睡前温服。每日1剂，连用5日。

【功效】调和营卫，顾护胃气。

【主治】病后、产后，或年迈虚弱者，汗出不止。

【按语】此方为上海著名中医顾兆农经验方。妙在寓药于食，固护胃气，胃气充实，则卫气密植，营卫调和，自汗必愈。

顾氏的临床体验为：凡病后、产后者，或年迈虚弱之人，身虽不健，但无大恙，唯见昼时动辄汗出，晚睡心神不定，投用上方，多获良效。

7. 桃仁泥

【方源】《中医杂志》2003年第3期。

【药物】桃仁20g，葱白2根，冰片1.5g。

【用法】三药共捣如泥，用纱布包好蒸热，趁温填入脐部固定，待患者自觉有热气入腹，即有尿意，小便自通，若1次不通，可再加热用1次。

【功效】活血祛瘀，润肠通便。

【主治】产后尿潴留。

【按语】桃仁有活血化瘀、润肠通便作用；葱白通阳活络；冰片为辛味通窍药。产后尿潴留是“气机失调所致”。脐部皮肤薄嫩，神经、血管比较丰富。用桃仁泥敷于脐部，通过脐部的渗透、传导，可使下焦气机通畅，小便自通。

第四节 杂病

1. 消疬散

【方源】《中医杂志》2001 年第 9 期。

【药物】徐长卿 30g，香附 15g，石见穿 15g。

【用法】水煎服。每日 1 剂，分 2 次服。另将上药共研细末，以醋适量调匀，敷于患处，5 日换药 1 次。15 日为 1 个疗程。

【功效】温通经络，活血止痛。

【主治】乳房早发育。

【按语】乳房发育责于肝脾肾之虚损，以及肝郁气滞、痰凝等因素。方用徐长卿活络通经，消肿止痛；辅以香附疏理肝气，调达气机；佐以石见穿强肾散瘀。本散剂主药是徐长卿，其长于止痛，可治胃痛、牙疼、风湿疼痛、经期腹痛、跌打损伤、湿疹、荨麻疹、毒蛇咬伤等。

【治验】男性乳房发育（出处同方源）：刘某，男，8 岁。左乳房肿块伴左乳房疼痛 1 年，西医诊断为男性乳房发育症。给予抗炎及对症治疗，症状减轻不明显。刻诊见患儿左乳房肿块如雀卵大小，隆起，高于皮肤，触之稍硬、疼痛，可移动。用徐长卿汤，每日 1 剂，分 2 次服；外用消疬散敷贴乳房。内服 3 剂，肿块消失过半，又服 7 剂痊愈。随访 6 个月，未见复发。

2. 奶疮三件宝

【方源】《干祖望医书三种》。

【药物】瓜蒌、浙贝母、蒲公英。

【参考用量】瓜蒌 30g，浙贝母 10g，蒲公英 30g。

【功效】清热解毒，散结消肿。

【主治】急性乳腺炎。

【按语】在江浙一带，治疗急性乳腺炎（奶疮）喜用瓜蒌、大贝母、蒲公英三味，素有“治疗奶疮三件宝”之说。瓜蒌的药力在皮与仁，皮以其质地空松，故能疏通胸膈经络；仁多油脂，故能荡涤痰垢污秽之物。所以瓜蒌之用多取全瓜蒌。浙贝母，化痰散结，通乳排脓。蒲公英，南方名奶浆草，因其茎中有白色稍稠的浓汁，犹如乳汁，故又名奶浆草，它的作用是清热解毒、散结排脓。三味合用，确是治疗急性乳腺炎的良药。

关于瓜蒌治疗奶疮的记载，前人还有如下说法：

（1）瓜蒌外形如乳房，内有瓜瓤如乳腺。

（2）乳房在人身上部，瓜蒌作用于上焦，《本草从新》云瓜蒌“清上焦之火……荡涤胸中郁热垢腻”。

（3）瓜蒌除清解阳明伏热之外，还具有疏调厥阴经气的作用，而急性乳腺炎正是阳明积热、厥阴气逆的恶果。

所以瓜蒌自然成为奶疮的克星。

3. 蜂房银花汤

【方源】《中国中医秘方大全》。

【药物】蜂房 6g，金银花藤（鲜品）60g，丝瓜络 15g。

【用法】水煎，第 1 次煎液分 3 次内服；第 2 次煎液反复热敷，擦洗患处。寒热往来显著者，加山芝麻 15g；胀痛甚者，加陈皮 5g。

【功效】清热消肿，通络解毒。

【主治】急性乳腺炎。

【按语】蜂房有毒性，用量不宜过大。个别患者服药后恶心不适，可饮用姜糖水解之。

4. 施氏抗炎方

【方源】《中国当代名医秘验方精粹》。

【药物】皂角刺 30g，大枣 10 枚，粳米 30g。

【用法】将皂角刺、大枣煎 30 分钟以上，去渣，取药汁 300～400ml，再加粳米煮成粥状。每日 1 剂，分 2 次服。

【功效】活血消肿，抗炎排脓。

【主治】盆腔炎。

【按语】皂角刺具有活血、消肿、化痰、排脓等多种功效。但久服会引起胃痛，故配以大枣、粳米，既养胃气，又可缓和皂角刺的副作用。

【治验】产后发热（出处同方源）：倪某，女，29 岁，已婚。1981 年 12 月 23 日初诊。患者于 11 月 7 日行剖宫产术，产后发热 38℃以上，用青霉素、链霉素治疗 2 周后热退，于 11 月 25 日出院。出院 1 周后又复发热 38℃以上，扪及下腹部有块状物，疼痛，遂来医院就诊。妇科检查见宫颈光，分泌物多，宫体右前方有包块与宫体粘连，约 80 日妊娠子宫大小，不规则，有压痛。诊断为盆腔感染。服用上方 4 剂后，症状好转，继服 5 剂，至 1982 年 1 月 18 日复诊，热退，腹痛消失。妇科检查见宫颈光，宫体与伤口粘连，约 1 个月妊娠子宫大小，压痛不明显，两侧附件无明显块状物及压痛。再服 4 剂以巩固，随访未再发。

5. 甘麦大枣汤

【方源】《金匮要略》。

【药物】甘草三两，小麦一升，大枣十枚。

【参考用量】生甘草 10g，小麦 30g，大枣（擘）10 枚。

【功效】养血安神，益胃润燥。

【主治】妇人脏躁。症见不时悲伤欲哭，喜怒无常，精神恍惚，心烦不宁，不时欠伸，舌苔薄白，脉弦细。

【按语】脏躁属神志病变，乃因心肝血虚，神不安宁，以致脏扰不宁。三味药，均性平味甘之品，甘草、大枣甘缓，补中缓急而止躁；小麦甘润，养心肝，安心神。三味合用，共奏补脾养心、缓急止躁之效。实为治疗脏躁之良剂。

清唐容川评价甘麦大枣汤，云其“三药平和，养胃生津化血。津水血液下达子脏，则脏不躁，而悲伤太息诸证自去。此与麦门冬汤滋胃阴以达胞室之法相似。亦与妇人乳少，催乳之法相似。乳多即是化血之本，知催乳法，则知此汤生津润燥之法”（《血证论》）。唐容川这段话，说明脏躁病与子宫阴血不足有关。此方可以养胃生津，自可滋润子宫，脏躁自愈；胃阴足则乳汁足，故又可生津催乳。在具体应用时，可以加入适量酸枣仁、柏子仁、麦冬等，以冀宁心安神。

【治验】脏躁病（《岳美中医案集》）：男性，约 30 岁，中等身材，黄白面色。因患精神病，曾 2 次去济南精神病院治疗无效，而求诊治。查其具有典型的悲伤欲哭，嬉笑无常，不时欠伸，状似“恶婆拟神灵”的脏躁证。遂投以甘麦大枣汤。甘草 10g，小麦 9g，大枣 6 枚，药尽 7 剂而愈，随访 3 年未见复发。

6. 哈氏外洗方

【方源】《全国中医妇科流派名方精粹》。

【药物】蛇床子 9g，黄柏 6g，吴茱萸 3g。

【用法】外洗。以布包上药，温水浸泡 15 分钟后，煎数沸，倾入盆中，趁热熏洗、坐浴。晨、晚各 1 次，每次 5～10 分钟。洗后可拭干外阴部，内阴部位待其自然吸收。经期停用。1 包药可以泡洗 2 次。

【功效】清热燥湿止痒。

【主治】寒湿及湿热带下或阴痒。

【按语】此方由天津哈氏妇科哈荔田先生所创，系哈氏妇科经验方。蛇床子味苦性平，主治宫寒不孕，寒湿带下，阴痒肿痛；黄柏具有祛风、清热、燥湿、消肿、止痒之功效；吴茱萸有小毒，外用能燥湿解毒，治疗湿疹。三药合力，可以燥湿解毒，祛风止痒止带。适用于外阴湿疹、急性外阴溃疡、单纯性阴道炎、滴虫性阴道炎、慢性宫颈炎、尿道感染等疾患。

7. 二黄一白散

【方源】《国医大师张志远用药手记》。

【药物】黄药子、白及、蒲黄各 200g。

【用法】共研细末，水泛为丸，或装入胶囊。每服 3～5g，日服 2～3 次。治疗崩漏，取鸡冠花 10～20g，煎汤送下，效果更好。

【功效】清热解毒，凉血止血。

【主治】崩漏及咯血、吐血等。

【按语】黄药子又名黄独，具有清热凉血功效，为治疗甲状腺功能亢进所致颈围粗大之要药；白及与蒲黄为止血药。此方为国医大师张志远先生的经验方，用于崩漏，疗效更佳。

第六章
儿　科

一、热病

1. 小儿外感发热方

【方源】《黄河医话》。

【药物】葛根、茵陈、藿香等量。

【参考用量】葛根 10g，茵陈 10g，藿香 10g。

【功效】解肌清热，醒脾和胃。

【主治】小儿外感发热及消化不良。

【按语】外感发热是小儿常见病。赵仲薇先生在长期临床实践中筛选出一首解肌清热、醒脾和胃方，用于临床，疗效甚好。方取葛根解肌退热，茵陈清利湿热，藿香醒脾和胃。三药性味轻清，微温微寒，有寒温相济之效，而无苦寒伤胃或苦温化燥之弊，用于小儿肺热之初，或食积发热，屡用屡效。

【治验】外感发热(《黄河医话》)：赵仲薇于 1979—1982 年间，观察了 83 例小儿外感发热，其主症有发热，或恶寒发热，头痛，流清涕，伴有恶心呕吐，舌红苔厚腻，脉滑数。证属食积发热。年龄小者不满 1 岁，大者 13 岁。以此方治疗，除 2 例无效外，最多服药 4 剂而愈。少数体温在 40℃以上，精神不振者，可每隔6小时服药1剂，每剂煎20分钟，不服第2煎（因其药性轻清，为了取其清灵之性，故不久煎）。此方可谓屡用屡效。

2. 黄沙地龙散

【方源】《陕西中医》1988年第8期。

【药物】黄连2份，北沙参、干地龙各1份（用于合并肺炎喘嗽者干地龙用2份）。

【用法】各药分别焙干研末，混匀备用。口服，每次0.38g/kg，合并惊风者每次0.48g/kg，每日3次，溶于温开水中，饭前或发热时服。

【功效】清热燥湿，滋阴退热。

【主治】小儿高热。

【按语】此方三药，性皆寒凉，故有较好的清热作用。小儿发热，常有感染，故用黄连清热燥湿；常伴咳嗽、咳痰等症状，特取北沙参清肺养阴，止咳化痰；每易惊厥，故用地龙清热，平肝镇惊。

3. 鲜侧柏叶饮

【方源】《南方医话》。

【药物】鲜侧柏叶15g，大枣6枚，冰糖适量。

【用法】水煎代茶饮，顿服。

【功效】养阴润燥，健脾止咳。

【主治】百日咳。

【按语】百日咳，又名痉咳、疫咳，是小儿常见病之一。医者用经验方鲜侧柏叶饮治疗，每获良效。肺主气，开合得宜，则清升浊降，气血流通；否则，开合不利，必生咳嗽。鲜侧柏叶有养阴润燥、清肃肺气的作用；大枣补脾益气，润肺止咳；冰糖补脾益肺，润燥止咳。脾之与肺，母子关系，脾健则土能生金，子得母气，亦利于脾土健运。肺气肃降，脾土运化，其痉咳自止。

【治验】百日咳（出处同方源）：3岁小儿，咳嗽频作，连声不绝，咳时面赤耳红，最后须咳至有回缩音及吐出痰涎，咳始渐平。近来伴有咯血和鼻衄，屡经治疗未见好转。予方鲜侧柏叶15g，大枣6枚，冰糖适量。水煎代茶，顿服。1剂后略有见效，连服6剂，痉咳止，纳食增进，活泼如常。

4. 橄榄百草霜

【方源】《中国中医秘方大全》。

【药物】百草霜、青黛、橄榄炭各等份。共研细末，撒于患处。每日3～4次。

【功效】清热解毒，止血收敛。

【主治】婴幼儿鹅口疮。

【按语】此方为上海第二医科大学口腔医学院（现上海交通大学口腔医学院）卢启成经验方。百草霜收敛止血，消积止泻；橄榄炭止血收敛；青黛清热解毒。三味合力，对口腔黏膜白色念珠菌病有良好效果。一般用药后3日，患者啼哭难哺、低热烦躁等症状消除，5日内口腔黏膜症状全部消失。

5. 石青合剂

【方源】江苏省南京市传染病医院（现南京市第二医院）。

【药物】生石膏（先煎）1800g，大青叶900g，生甘草240g。

【用法】将上药加适量水煎煮，去渣后浓缩为450ml，再兑入糖浆150ml，混合均匀即成。每日用量30～60ml。

【功效】清热解毒。

【主治】猩红热。

【按语】石膏大辛大寒，为清解实热之要品；大青叶，即板蓝根之叶，与板蓝根同功；生甘草和胃解毒。三味合用，得效良好。

二、胃肠病

1. 吴萸丁香散

【方源】《名医珍藏外治秘方》。

【药物】吴茱萸 30g，丁香 6g，胡椒 30 粒。

【用法】共研细末备用。使用时每次用药末 1.5g，调适量凡士林成膏，敷脐部，每日换药 1 次，7 日为 1 个疗程。

【功效】温中散寒，健脾止泻。

【主治】虚寒所致的小儿消化不良。

【按语】用此方治疗小儿虚寒所致消化不良，疗效显著，一般外敷 1～2 次痊愈。

2. 干桂散

【方源】《〈回生捷要〉方证评述》。

【药物】干姜 10g，肉桂 6g，山楂 3g。

【用法】共研细末，每服 3g，白开水送下。

【功效】温胃消食。

【主治】饮食瓜果生冷物，引起胸腹胀痛，或腹痛。

【按语】由于饮食生冷，致使脾阳虚弱，寒凝气滞，出现胸腹疼痛，或腹胀难忍。方取干姜、肉桂温散脾胃之寒；山楂健脾消积，以助脾胃消化。此方专为阳虚有寒而设。有的病人以恶心干呕为主诉，或以呃逆、脘腹攻窜作痛为主诉，有积滞，无热象，但有寒象者，亦可用此方治疗。

3. 蛇床子煎液

【方源】《中医杂志》2000年第8期。

【药物】蛇床子15g，甘草10g，明矾15g。

【用法】加水300ml，煎沸后待温，熏洗肛门及脱出的直肠黏膜。洗后擦干，将蛇床子粉撒在脱出的直肠黏膜部分，再还纳复位。每次脱出后用上方1次，连用5～10日。

【功效】温肾，收涩固脱。

【主治】小儿脱肛。

【按语】《诸病源候论》指出，“小儿患肛门脱出，多因利久肠虚冷”。小儿为稚阳之体，气血未旺，先天不足，脾肾阳虚，或过投苦寒，寒邪直中，使阳气虚弱，不能固涩，乃致脱肛。蛇床子，辛苦温，无毒，长于温肾，《本草纲目》云其“温肾助阳，治大肠脱肛”。甘草益气和中，明矾收敛固涩，三味合力共奏温肾固涩之效。

4. 补骨脂熏洗剂

【方源】《中医杂志》2002年第6期。

【药物】补骨脂100g，乌梅30g，五倍子20g。

【用法】加水1500ml，煮开趁热熏洗肛门。每日1剂，分2次熏洗。

【功效】温脾固肾收敛。

【主治】小儿脱肛。

【按语】本方以补骨脂温脾固肾为主药，辅以乌梅、五倍子酸敛固涩，通过肛门熏洗，使药物效果直达病所，作用快，收效好，值得效法。

【治验】脱肛（出处同方源）：杨某，男，1岁4个月。患脱肛6个月余。初因泄泻迁延数月，每于大便后直肠脱出约1cm，多方治疗无效。给予补骨脂 100g，乌梅 20g，五倍子 20g，升麻 10g。水煎熏洗肛门，连用 10 日，肛门已无脱出物，6 个月后随访未见复发。

三、肝胆病

1. 胆郁通

【方源】《中医杂志》1965 年第 10 期。

【药物】茵陈 150g，郁金 75g，甘草 15g。

【用法】共为细末，加蜂蜜，制成 5 分重（约 1.5g）的药丸。1 周岁至 1 周 6 个月，日 2 次，每次服 0.5 丸；1 周岁 6 个月至 2 周岁，日 3 次，每次服 0.5 丸；2 周岁以上，日 2 次，每次服 1 丸。

【功效】清热利湿，兼活血化瘀行气。

【主治】小儿急性传染性肝炎。

【按语】小儿急性传染性肝炎的临床特点为身目俱黄，黄色鲜明，口苦口干，纳呆呕吐，胁腹胀痛，小便短赤，大便秘结或溏薄，苔黄腻，脉滑数。方取茵陈之苦寒，善清肝、胆、脾、胃经之湿热，为治疗湿热黄疸之首选药；湿热日久，必导致肝胆失疏，引起气滞血瘀，故取郁金行气解郁，活血止痛；又用甘草和中解毒，调和诸药。三味共用，以达清热利湿、化瘀消黄之效果。

2. 新生儿胎黄灵

【方源】《北方医话》。

【药物】茵陈 15g，羚羊角 1g，淡竹叶 5g。

【用法】水煎，频频喂饮。

【功效】清热退黄。

【主治】新生儿黄疸。

【按语】新生儿黄疸，古代称“胎黄”“胎疸”。医者在临床中摸索出一首三味方，使用30余年，疗效显著。茵陈清热利湿，是治疗黄疸之要药。羚羊角（今用水牛角代）清肝热，解胎毒。淡竹叶清湿热，利小便，可使湿热之邪从小便排出。三味合用，具有清热利湿、凉血退黄的作用。若热甚不解者，可加生地黄、板蓝根；湿重于热者，可加猪苓、白术；神昏惊厥者，加服安宫牛黄丸；便秘者，可加大黄、决明子；气血不足者，可加黄芪、当归。

【治验】胎黄（出处同方源）：周某，出生4日后，全身发黄，色鲜明如橘色，神烦少乳。急求诊治。嘱咐用茵陈15g，羚羊角（先煎；今用水牛角代）1g，淡竹叶5g。2剂，水煎，频频饮用。后随访其父，父欣喜告之，仅服1剂，患儿胎黄即消。

四、杂病

1. 麻黄益智汤

【方源】《中国当代名医验方大全》。

【药物】炙麻黄10g，五味子10g，益智仁10g。

【用法】先用清水浸泡上药30分钟，再煎煮30分钟，每剂煎2次，将2次煎出药液混合。每日1剂，分2次温服。

【功效】肃肺摄溲。

【主治】小儿遗尿。

【按语】此方为中国人民解放军总医院陈树森教授的验方。儿童禀赋不足，肾气未充，气化不及州都，膀胱约束无力，故有尿床之苦。方中麻黄辛散，入肺宣通；五味子酸敛益肾，辛散合收敛则气机通畅，开合有度，排尿能受制约；益智仁暖肾固精缩尿。全方药仅三味，能使肾气开合有度，升降有序，力专效宏，夜尿得止。若患儿疲乏无力，或夜间睡眠深沉，不易被叫醒者，可加人参叶 6g，或生晒参 6g。

2. 朱氏强筋方

【方源】《中国当代名医秘验方精粹》。

【药物】五加皮 25g，川牛膝 12.5g，香木瓜 12.5g。

【用法】共为细末，每服 2.5g，米汤入酒 2～3 滴，调服。

【功效】强筋坚骨。

【主治】小儿行迟症。

【按语】此方为长春中医学院教授朱永厚经验方。小儿行迟，多属先天肾气不足，筋骨不健，与先天发育有关。五加皮为强筋健骨之要药，《本经》有五加皮治“小儿不能行”之语，《药性赋》则云“小儿三岁不能行，用此便能行”。川牛膝引药下行，逐痹强筋；木瓜入肝，强筋养血。三味组合，共奏强筋通络作用，颇益小儿行迟症。

3. 木贼全蝎散

【方源】《名老中医用药心得》。

【药物】木贼草 200g，全蝎 10g，五味子 15g。

【用法】共研细末。8 岁以下服 8～12g，8～15 岁服 10～15g，均分 3 次口服。用时取黑芝麻糊（日用量 10g）开水冲服。忌食各种饮料、矿泉水、糖果、糕饼及辛辣、油腻食物。

【功效】祛风止泪。

【主治】小儿功能性溢泪症。

【按语】有民间单方“磨积散”，由一味木贼草组成，治疗小儿疳积，临床应用屡试不爽。而治疗溢泪症，《本草纲目》有“解肌止泪”之记载。全蝎祛风，五味子收敛阴液。三味合力，可以起到祛风止泪的功效。

4. 一藤二花汤

【方源】《南方医话》。

【药物】钩藤 3g，金银花 3g，蝉蜕（蝉花）1 对。水煎，频频分服。

【功效】清热平肝，息风定惊。

【主治】婴儿惊证。

【按语】此方为李学科医师家传验方，治疗婴儿惊证，疗效卓著，常 1 剂即可治愈。小儿精气未足，神气怯弱，尤其 6 个月以内婴儿，偶受惊吓、恐吓即致惊证。症见睡眠不宁，时时惊惕啼叫，面色时青时赤，尤以唇周青色多见，重者惊厥。凡治此病，一藤二花汤用之必效。

心虚面白者，加朱砂拌柏子仁 3g、酸枣仁 3g；热重面赤唇青者，加黄芩 3g、黄连 1g；惊重面青者，加白芍 3g、琥珀 1g（研极细末，药汤送服）。

第七章 五官科

一、咽鼻耳病

1. 半夏散及汤

【方源】《伤寒论》。

【药物】半夏、桂枝、炙甘草各等份。

【用法】或汤剂，或散剂。汤剂，每日 1 剂；散剂，每服 3g。每日 3 次。

【功效】通阳散寒，涤痰开结。

【主治】咽痛寒证。咽喉疼痛不红肿，或兼见恶寒，咳痰气逆，舌苔薄白，脉象弦紧。

【按语】半夏辛温，为散饮之良剂；桂枝、甘草辛甘达表，则少阴之邪可由肌表而出。这种治法可以启发许多医者，由表及里，由标及本，才是治法之奥妙处。

2. 郁金散

【方源】《圣济总录》。

【药物】郁金 15g，青黛 15g，炙甘草 15g。

【用法】研为细末，每服 6g，鸡蛋清或白开水调下。

【功效】凉肝止血。

【主治】衄血，舌红苔黄，脉弦数。

【按语】肝经血热，血迫于外，故有出血。鼻衄为肝火犯肺所致。青黛是效力很强的清热凉血剂，使热去而肝血得藏。与郁金相合，则青黛虽凉而不郁遏，止血而不留瘀。佐以甘草，取其缓和之用。鸡蛋清有养阴清热作用，故配之。

3. 通气散

【方源】《医林改错》。

【药物】柴胡一两，香附一两，川芎五钱。

【用法】共为细末，每取6～9g，早、晚用开水冲服。

【功效】疏肝通窍。

【主治】耳聋不闻雷声。

【按语】通气散为治疗耳聋必用方。王清任云“治耳聋不闻雷声，余三十岁立此方”。柴胡疏肝理气，升发清阳；香附调理血中之气滞；川芎活血通窍。有气分药，有血分药，柴胡通达内外，耳聋可得缓解。有医者用通气散加减治疗感音神经性聋（耳聋）、分泌性中耳炎（耳胀）、慢性化脓性中耳炎（耳闭）、鼓膜外伤（暴聋）、咽部神经症（梅核气）、三叉神经痛（头痛）、梅尼埃病（眩晕）等，疗效良好。

4. 泽苓汤

【方源】《中国中医秘方大全》。

【药物】泽泻15～30g，茯苓15～30g，石菖蒲10～15g。气虚者，加党参15g、炙黄芪15g；痰热者，加黄芩10g、龙胆草5g；外感风寒者，加辛夷10g、防风10g、苍耳子10g；外感风热者，加霜桑叶10g、菊花10g。

【功效】利湿祛痰，开通耳窍。

【主治】中耳积液。

【按语】泽泻、茯苓均为淡渗利湿药，具有导引湿邪下行的作用；石菖蒲为开窍药，为“通九窍，明耳目”之主药。三味合力，共奏利湿浊、通耳窍的作用。

5. 滑石枯矾散

【方源】《中医杂志》2000 年第 5 期。

【药物】滑石 20g，枯矾 10g，冰片 5g。

【用法】共研细末，每晚睡前用温盐水洗净耳内脓液，将药粉放入耳内，外用脱脂棉填塞，连用 10 次。一般 7 日左右耳内脓干，10 日愈合，经随访观察，多数患者 1 年内未见复发。

【功效】利湿敛疮。

【主治】化脓性中耳炎。

【按语】滑石甘淡滑，利窍渗湿；枯矾消炎燥湿；冰片清热解毒，开窍醒神。三味合力，通耳窍，利湿气，敛疮毒，于中耳炎患者颇为适宜。

【治验】化脓性中耳炎(出处同方源)：朱某，男，8 岁。1995 年 5 月 15 日因外物刺伤耳道，致耳内化脓，流黄水，红肿疼痛。在当地用抗生素等药物治疗，脓液干净，疼痛消失。同年 6 月 30 日因感冒而致耳痛，发热，耳内流脓，再用前法治疗，感冒、耳痛消失，但耳道流出黄色脓水，腥臭难闻。来院诊治，五官科医生检查见耳道无疖疮，蘸尽分泌物后，见鼓膜充血、穿孔。仍以抗生素治疗，外用硼酸酒精清洁耳道，每晚塞氯霉素耳丸。7 日后脓液仍然不止，色黄，腥臭。医者用滑石枯矾散治疗，第 7 日耳内停止流脓，继续将药粉用完，耳疾痊愈，随访 1 年未见复发。

二、眼病

1. 驻景丸

【方源】《证治准绳》。

【药物】菟丝子 150g，熟地黄 120g，车前子 60g。

【用法】炼蜜为丸，每丸 3g，每次 3 丸，一日 3 次。食前用茯苓、石菖蒲煎汤送下。

【功效】滋养肝肾。

【主治】肝肾阴虚，视力不佳，视物昏花。

【按语】视物昏花，非单纯虚实可言，而是虚实夹杂。故方用熟地黄滋阴补肾，养血调肝；菟丝子填精补髓，益精明目，二药补充肝肾之精血，以固其本。另用车前子利水泻肝热，以达明目之效。石菖蒲芳香化湿，茯苓淡渗利湿，可使主药补而不滞，如此相得益彰，疗效可期。

2. 补肝散

【方源】《局方发挥》。

【药物】夏枯草、香附各 60g，甘草 15g。

【用法】共为细末，每服 15g，茶水调下。

【功效】清热解郁，补阴抑阳。

【主治】肝虚目痛。症见目痛，冷泪不止，羞明怕光，入夜痛甚，用寒凉药反增剧。

【按语】目痛有寒有热，但亦有非寒非热者。有肝虚气郁而致者，《本草纲目》记载，“一男子至夜目珠疼，连眉棱骨，及头半边肿痛，用黄连膏点之反甚，诸药不效。灸厥阴、少阴，疼随止，半日又作，月余。以夏枯草二两，香附二两，甘草四钱，为末。每服一钱半，清茶调服，下咽则疼减半，至四五服，良愈矣”。夏枯草补养肝阴，又能疏通肝气，善于宣泄肝胆之火，而利于气血之运行，《滇南本草》云其“祛肝风，行经络，治口眼㖞斜，行肝气，开肝郁，止筋骨疼痛，目珠痛，散瘰疬，周身结核”。香附最善行气解郁，古代医家认为其辛而能散，香而能窜，微苦能降，微甘能和，生则上行胸膈，外达皮肤，熟则下走肝肾，外彻腰足，推陈致新，乃血中之气药也。二药配伍，能散肝中之气滞，清肝中之郁热，除血中之贼风，解络脉中之结核。甘草和中解毒。故组合为方，治目痛效佳。

3. 双花连菊饮

【方源】《中华效方汇海》。

【药物】金银花 30g，黄连 30g，菊花 30g。

【用法】上三味药用开水泡 15 分钟，药液口服一半，剩余一半冷却后用眼浴杯浴眼 2～3 次，每日 1 剂。

【功效】清热明目。

【主治】流行性结膜炎。

【按语】中医认为，本病多由肝火上炎、风热毒邪上扰所致。故所选药物以清热解毒、清肝明目为主。且用药液浴眼，可收内外兼治之功，特别对出差而患本病者更为适宜。

4. 苦黄汤

【方源】《中国中医秘方大全》。

【药物】苦参 20g，黄连 6g，黄柏 10g。

【用法】上三味共煎，用棉球蘸药汁洗涤睑缘患处，每剂洗 2 日，每日洗 3 次。眼缘痒甚者，加花椒 3g。

【功效】清热燥湿。

【主治】睑缘炎。

【按语】睑缘炎是以眼睑缘潮红作痒为特点的眼病，常缠绵不愈，或易复发。中医称之为睑弦赤烂、烂弦风、红眼病。本病多由脾胃湿热上攻，或风、热、湿邪聚于胞睑，以及忽视眼部卫生，揉擦过多，损伤睑缘所致。故选用苦参以消热祛风燥湿，用黄连、黄柏清热燥湿，泻火解毒。痒甚者，加花椒以止痒。药证相合，取效甚捷。

5. 归芪鹿角霜汤

【方源】《中医杂志》2003 年第 4 期。

【药物】当归、黄芪各 9g，鹿角霜 12g。

【功效】益气补血，温养肝肾。

【主治】目痒痛。

【按语】此方关键是鹿角霜，鹿角霜温养肝肾（气血），作用不可忽视。

【治验】目痒痛（出处同方源）：刘某，男，22 岁。于 1989 年就诊。患目痒痛 2 年，未予重视，时值冬季，前来诊治。刻诊见冷泪常流，目光无神，视物昏朦，头晕眼花，心悸失眠，腰膝酸软，手足不温，舌质淡红，苔薄白，脉沉缓且两尺无力。曾用当归补血汤加味治疗，多不效。医者采用蒲辅周的轻舟速行法，以当归补血汤加鹿角霜治之（用量如上），1 剂病减，继服 2 剂而愈。

三、口腔病

1. 滋肾饮

【方源】《宋元明清名医类案·陈修园医案》。

【药物】黄柏 10g，青盐 3g，升麻 3g。

【用法】水煎，频频漱口，且漱且咽。

【功效】滋肾泻火。

【主治】相火上炎之齿痛。

【按语】黄柏苦寒而润，滋肾水而泻相火；青盐咸味入肾；升麻解毒而升清。三味合力，既滋肾水，又泻相火，且漱且咽，药效立验。从陈氏治验及陈修园医话中可知，陈氏所拟滋肾饮，乃滋养肾阴、引火归原之方，与封髓丹有异曲同工之妙。

2. 胡连汤

【方源】《首批国家级名老中医效验秘方精选》。

【药物】胡黄连 12g，当归 10g，生甘草 12g。

【用法】水煎服，每日 1 剂，早晚各 1 次。

【功效】推化湿浊。

【主治】口腔糜烂，持续不断或长期反复发作，舌苔厚腻或黄腻，大便不爽。

【按语】此方适宜于因湿浊蕴结于肠胃，气机不畅所致的湿浊内阻证。凡素嗜酒茶，积湿较重而致口舌生疮，大便干燥不爽，均可用此方治疗。若舌苔厚腻，可加泽泻 30g，以驱除蕴积之水；若其人下唇红肿或舌质红赤，可加蒲公英 15g，痰涎壅盛，可加半夏曲 15g、桔梗 12g；脾湿偏重者，可加苍术 12g；如服后腹泻不畅，可酌情将胡黄连加至 15g，直至口疮痊愈。

3. 参芪鹿竹汤

【方源】《中国中医秘方大全》。

【药物】黄芪 42g，党参 42g，黄精（又名鹿竹）24g。

【用法】制成冲剂 1 包，成人每日服用 2 包。

【功效】补中益气，护卫固表，脱毒生肌。

【主治】气虚型复发性阿弗他溃疡（口腔溃疡）。

【按语】现代医学认为，气虚之体，因气虚而致血脉不畅，影响到精微物质的敷布与供养，从而造成口腔黏膜溃疡。取用补气的黄芪、党参、黄精三味，可使血流加快，血流量增加，改善局部的血液供应，故而可使溃疡愈合。这也证实了“气行则血行”的中医理论是正确的、可行的。

主要参考文献

[1] 张仲景 . 伤寒论［M］. 北京：人民卫生出版社，2005.

[2] 张仲景 . 金匮要略［M］. 北京：人民卫生出版社，2005.

[3] 孙思邈 . 备急千金要方［M］. 北京：人民卫生出版社，2022.

[4] 赵学敏 . 串雅全书［M］. 北京：中国中医药出版社，2008.

[5] 陈承，裴宗元，陈师文 . 增广太平惠民和剂局方［M］. 海口：海南出版社，2002.

[6] 吴鞠通 . 温病条辨［M］. 上海：上海科学技术出版社，1958.

[7] 王清任 . 医林改错［M］. 北京：人民卫生出版社，2005.

[8] 张锡纯 . 医学衷中参西录［M］. 石家庄：河北科学技术出版社，2002.

[9] 刘尚义 . 南方医话［M］. 北京：北京科学技术出版社，1996.

[10] 夏洪生 . 北方医话［M］. 北京：北京科学技术出版社，1996.

[11] 陈彤云 . 燕山医话［M］. 北京：北京科学技术出版社，1996.

[12] 孙继芬 . 黄河医话［M］. 北京：北京科学技术出版社，1996.

[13] 胡熙明 . 中国中医秘方大全［M］. 北京：求实出版社，1991.

[14] 毛德西 . 毛德西用药十讲［M］. 北京：北京科学技术出版社，2019.

[15] 唐殿军，王富春，景宽 . 中国当代名医秘验方精粹［M］. 长春：吉林科学技术出版社，1992.

[16] 中国中医研究院 . 蒲辅周医疗经验［M］. 北京：人民卫生出版社，2005.

[17] 彭勃，吕宏生 . 吕承全学术经验精粹［M］. 北京：人民卫生出版社，2007.

[18] 邱仕君．邓铁涛用药心得十讲［M］．北京：中国医药科技出版社，2012.
[19] 张志远．国医大师张志远用药手记［M］．北京：中国医药科技出版社，2017.
[20] 李宝顺．名医名方录［M］．北京：中医古籍出版社，1991.
[21] 岳桂华，王江河．名老中医用药心得［M］．北京：人民军医出版社，2012.
[22] 李文亮，齐强．千家妙方［M］．北京：战士出版社，1982.
[23] 史宇广，单书健．当代名医临证精华：哮喘专辑［M］．北京：中医古籍出版社，1988.
[24] 李胜伦．《回生捷要》方证评述［M］．西安：西安交通大学出版社，2010.
[25] 叶天士．临证指南医案［M］．北京：人民卫生出版社，2006.
[26] 费伯雄．医醇賸义［M］．北京：中医古籍出版社，2021.
[27] 汪昂．医方集解［M］．上海：上海科学技术出版社，1959.
[28] 陈士铎．辨证录［M］．北京：中国中医药出版社，2020.
[29] 史宇广，单书健．当代名医临证精华：冠心病专辑［M］．北京：中医古籍出版社，1988.
[30] 刘河间．素问病机气宜保命集［M］．北京：人民卫生出版社，2005.
[31] 陈修园．时方妙用［M］．北京：人民卫生出版社，2007.
[32] 张大昌．张大昌医论医案集［M］．北京：学苑出版社，2008.
[33] 杨士瀛．仁斋直指方论［M］．上海：第二军医大学出版社，2006.
[34] 雷丰．时病论［M］．北京：人民卫生出版社，2007.
[35] 朱肱．伤寒类证活人书［M］．北京：中医古籍出版社，2012.
[36] 刘完素．黄帝素问宣明论方［M］．北京：中国中医药出版社，2007.
[37] 韩悉．韩氏医通［M］．南京：江苏科学技术出版社，1985.
[38] 洪遵．洪氏集验方［M］．北京：学苑出版社，2008.
[39] 张子和．儒门事亲［M］．北京：人民卫生出版社，2005.
[40] 陈可冀．岳美中医话集［M］.2 版．北京：中医古籍出版社，1984.

[41] 孙梅生. 孙朝宗临证试效方 [M]. 北京: 人民卫生出版社, 2005.
[42] 张俊庭, 刘继泉. 当代中医师灵验奇方真传 [M]. 北京: 中国中医药出版社, 1994.
[43]《中国当代中医名人志》编委会. 中国当代中医名人志 [M]. 北京: 学苑出版社, 1991.
[44] 石恩俊. 贵州名医名方选析 [M]. 北京: 人民卫生出版社, 2012.
[45] 陈可冀. 岳美中老中医治疗老年病的经验 [M]. 北京: 科学技术文献出版社, 1978.
[46] 陈修园. 时方歌括 [M]. 北京: 学苑出版社, 2013.
[47] 朱彦修. 局方发挥 [M]. 北京: 中国中医药出版社, 2021.
[48] 张奇文. 中国当代名医验方选编: 内科分册 [M]. 北京: 中国中医药出版社, 2014.
[49] 董建华. 中国当代名医验方大全 [M]. 石家庄: 河北科学技术出版社, 1991.
[50] 朱丹溪. 丹溪手镜 [M]. 北京: 人民卫生出版社, 1982.
[51] 许叔微. 普济本事方 [M]. 北京: 中国医药科技出版社, 2022.
[52] 李杲. 兰室秘藏 [M]. 北京: 中国医药科技出版社, 2020.
[53] 陈自明. 妇人良方大全 [M]. 太原: 山西科学技术出版社, 2012.
[54] 吴谦. 医宗金鉴 [M]. 北京: 中医古籍出版社, 1995.
[55] 鲍相璈. 验方新编 [M]. 天津: 天津科学技术出版社, 2005.
[56] 陈无择. 三因极一病证方论 [M].2 版. 北京: 中国医药科技出版社, 2019.
[57] 王裕颐, 张鸿来. 中华效方汇海 [M]. 太原: 山西科学技术出版社, 1997.
[58] 朱丹溪. 丹溪心法 [M]. 北京: 中国医药科技出版社, 2020.
[59] 傅山. 青囊秘诀 [M]. 何高民, 校考. 太原: 山西人民出版社, 1983.
[60] 危亦林. 世医得效方 [M]. 北京: 中国中医药出版社, 1996.
[61] 张元素. 医学启源 [M]. 北京: 中国中医药出版社, 2019.
[62] 张景岳. 景岳全书 [M]. 北京: 中国中医药出版社, 1994.

[63] 邓中光，陈安琳，郑洪 . 邓铁涛审定中医简便廉验治法 [M]. 北京：人民卫生出版社，2009.
[64] 虞抟 . 医学正传 [M]. 北京：人民卫生出版社，1981.
[65] 赵学敏 . 串雅内编 [M]. 影印本 . 北京：人民卫生出版社，1956.
[66] 程国彭 . 医学心悟 [M]. 北京：中国中医药出版社，2019.
[67] 赵明锐 . 经方发挥 [M]. 北京：人民卫生出版社，2009.
[68] 孙一奎 . 医旨绪余 [M]. 南京：江苏科学技术出版社，1983.
[69] 陈树森 . 陈树森医疗经验集粹 [M]. 北京：人民军医出版社，1989.
[70] 陈菲 . 一味中药补全家 [M]. 北京：中国中医药出版社，2010.
[71] 郑国庆 . 张志远临证七十年碎金录 [M]. 北京：人民卫生出版社，2009.
[72] 柴国剑 . 中华当代名医妙方精华 [M]. 长春：长春出版社，1994.
[73] 傅山 . 傅青主女科 [M]. 北京：人民卫生出版社，2006.
[74] 干祖望 . 干祖望医书三种 [M]. 济南：山东科学技术出版社，1983.
[75] 胡国华，罗颂平 . 全国中医妇科流派名方精粹 [M]. 北京：中国中医药出版社，2016.
[76] 良石 . 名医珍藏外治秘方 [M]. 北京：北京科学技术出版社，2006.
[77] 张丰强，郑英 . 首批国家级名老中医效验秘方精选 [M]. 北京：国际文化出版公司，1995.
[78] 赵佶 . 圣济总录 [M]. 北京：人民卫生出版社，2013.
[79] 王肯堂 . 证治准绳 [M]. 北京：人民卫生出版社，2014.
[80] 毛德西 . 毛德西临证经验集粹 [M]. 上海：上海中医药大学出版社，2009.
[81] 陆渊雷 . 伤寒论今释 [M]. 北京：学苑出版社，2008.
[82] 俞长荣 . 伤寒论汇要分析 [M]. 福州：福建科学技术出版社，1985.
[83] 岳美中 . 岳美中医学文集 [M]. 北京：中国中医药出版社，2000.
[84] 谢映庐 . 谢映庐医案 [M]. 上海：上海科学技术出版社，2010.
[85] 吴金寿 . 清代三家医案合编 [M]. 北京：学苑出版社，2014.
[86] 赵守真 . 治验回忆录 [M]. 北京：人民卫生出版社，2008.

[87] 上海中医学院中医文献研究所 . 清代名医医话精华：李修之医话精华 [M]. 上海：上海三联书店出版社，2010.
[88] 李文瑞，李秋桂 . 金匮要略汤证论治 [M].2 版 . 北京：中国科学技术出版社，2000.
[89] 王占玺 . 张仲景药法研究 [M]. 北京：科学技术文献出版社，1984.
[90] 吴银银，唐斌擎，石克华 . 温病汤证新解 [M]. 上海：上海科学技术出版社，2017.
[91] 陈慎吾 . 陈慎吾伤寒方证药证指南 [M]. 北京：人民军医出版社，2011.
[92] 张再良，叶进 . 金匮要略病证与方剂研究 [M]. 北京：科学出版社，2014.
[93] 矢数道明 . 汉方治疗百话摘编 [M]. 于天星，王征，译 . 北京：科学技术文献出版社，1981.
[94] 冉小峰 . 历代名医良方注释 [M]. 北京：科学技术文献出版社，1983.
[95] 刘渡舟 . 伤寒挈要 [M]. 北京：人民卫生出版社，2006.
[96] 何廉臣 . 重印全国名医验案类编 [M]. 上海：上海科学技术出版社，1959.
[97] 李时珍 . 本草纲目 [M]. 北京：人民卫生出版社，2005.
[98] 徐守愚 . 医案梦记 [M]. 北京：中国中医药出版社，2015.
[99] 毛德西 . 大医经验方与养生经 [M]. 郑州：河南科学技术出版社，2017.
[100] 吴篪 . 临证医案笔记 [M]. 北京：中国中医药出版社，2015.
[101] 聂惠民 . 聂氏伤寒学 [M]. 北京：学苑出版社，2022.
[102] 陈明，刘艳华，李芳 . 刘渡舟临证验案精选 [M]. 北京 . 学苑出版社，1996.
[103] 尤虎，苏克雷，熊兴江 . 历代名医经方一剂起疴录 [M]. 北京：中国中医药出版社，2016.
[104] 王迪 . 国家级名医秘验方 [M]. 长春：吉林科学技术出版社，2021.

[105] 曹颖甫．经方实验录［M］. 北京：中国医药科技出版社，2019.
[106] 陈明，张印生．伤寒名医验案精选［M］. 北京：学苑出版社，1998.
[107] 张志远．张志远临证七十年医话录［M］. 北京：人民卫生出版社，2013.
[108] 田代华．实用中医三味方［M］. 北京：人民卫生出版社，2009.
[109] 中国中医研究院西苑医院．钱伯煊妇科医案［M］. 北京：人民卫生出版社，2006.
[110] 谭日强．金匮要略浅述［M］. 北京：人民卫生出版社，2006.
[111] 王佩芳，许昶，姜光华．姜春华中医学术思想研究及临床经验选粹［M］. 北京：中国中医药出版社，2007.
[112] 中国中医研究院．岳美中医案集［M］. 北京：人民卫生出版社，2005.
[113] 何庆勇．医林改错方药心悟［M］. 北京：人民军医出版社，2014.
[114] 王璆．是斋百一选方［M］. 上海：上海中医药大学出版社，1991.
[115] 史书达．中国民间秘验偏方大成［M］. 赤峰：内蒙古科学技术出版社，2012.
[116] 李永来．中华名方大全［M］. 哈尔滨：黑龙江科学技术出版社，2011.
[117] 翁维良，于英奇．郭士魁临床经验选集：杂病证治［M］. 北京：人民卫生出版社，2006.
[118] 马晓北，李鸿涛．川派中医药名家系列丛书：方药中［M］. 北京：中国中医药出版社，2018.
[119] 徐衡之，姚若琴．宋元明清名医类案［M］. 长沙：湖南科学技术出版社，2012.
[120] 麻瑞亭．医林五十年［M］. 西安：陕西科学技术出版社，1986.

方剂索引

J

K

L

M

N

T

W

X

Y

Z

后 记

余欲整理“三味方”是从2012年开始的。

那一年，笔者的“名医工作室”被国家中医药管理局批复成立。所带学子多是高学历的年轻人，他们都担负着繁忙的医疗工作，且上要养老下要育小，时间紧迫。怎样才能使他们在较短时间内领悟到吾辈的经验，并汲取到更多的知识呢？这使笔者想起《道德经》的一句话，即“天下难事，必作于易”。那就从小的方证开始吧！于是，就从经方中的小方开始，一个方证一个方证的，在应用中讲解，诸如麻黄附子细辛汤、小半夏加茯苓汤、甘麦大枣汤、当归贝母苦参丸、百合知母汤等，夹杂着讲解时方香薷饮、二至丸、三拗汤、左金丸、丹参饮等，还有当代名医的经验方。一边应用，一边讲解。年轻学子反映，“这样学，理论加实践，易记，好用！”三年下来，他们相继总结出：脾胃病三味方、心脑血管病三味方、肝胆病三味方、疑难杂病三味方、颈肩腰腿痛三味方、温热病三味方、小儿病三味方等，计120首，先后在《中国中医药报》及杂志上发表，得到同仁好评。

从2012年到现在，时光已过十年之多。许多年轻学子要求笔者撰写一本“三味方”专著，可作为他们的案头读物，以备学习、临证所需。余窃思之，如此编著，一方面可以提高自己，另一方面也为年轻人提供一本实用的简易用方。念头萌动，便从甲辰年端午节动笔，不紧不慢地写了大半年。按照出版社的要求，十多万字的书稿告一段落。虽然“完成”了任务，但翻阅所写，仍有许多不足之处。特别是部分方子没有治验案例，是为憾事。希望同仁在应用中予以补充，以冀交流，臻于完善。

毛德西

2025年7月21日